AF336784

LES

OPSONINES ET LES BACTÉRIOTROPINES

AU

POINT DE VUE DES EXPÉRIENCES PERSONNELLES

ET

LA CRITIQUE DE LA THÉORIE DE WRIGHT

LES

OPSONINES ET LES BACTÉRIOTROPINES

AU

POINT DE VUE DES EXPÉRIENCES PERSONNELLES

ET

LA CRITIQUE DE LA THÉORIE DE WRIGHT

PAR

Le Docteur St. SERKOWSKI

CHEF DE LABORATOIRE BACTÉRIOLOGIQUE A VARSOVIE (POLOGNE)

PARIS

A. MALOINE, ÉDITEUR

25-27, RUE DE L'ÉCOLE-DE-MÉDECINE, 25-27

1914

LES
OPSONINES ET LES BACTÉRIOTROPINES

AU POINT DE VUE DES EXPÉRIENCES PERSONNELLES

ET

LA CRITIQUE DE LA THÉORIE DE WRIGHT

J'ai consacré plusieurs années au présent travail qui m'intéresse particulièrement à un double point de vue.

D'une part l'établissement des relations existant entre les bactériolysines et opsonines (théories divergentes de Metchnikoff et d'Ehrlich) entre opsonines et complément ou ambocepteur, avec les diverses théories s'y rattachant ; enfin le rapport entre opsonines normales et spécifiques.

D'autre part l'intérêt pratique du rôle des opsonines dans la vaccinothérapie et des bactériotropines dans la sérothérapie.

Les opsonines ayant été définies et leur nature précisée à plusieurs reprises dans divers articles et rapports, je me borne à exposer ici la caractéristique générale des opsonines et des bactériotropines, avant d'aborder le sujet propre de cet ouvrage.

Caractères généraux des opsonines

Les globules blancs jouent un rôle important dans la résistance de l'organisme, grâce à la propriété qu'ils présentent d'englober et de détruire les bactéries.

Il faut distinguer le phénomène de la phagocytose *spontanée* et celui de la phagocytose *induite*.

La première est la faculté, que possèdent les leucocytes de digérer les bactéries, qui n'ont pas subi préalablement l'action du sang et qui se trouvent mises en présence des leucocytes dans un milieu indifférent dans l'eau salée physiologique par exemple.

D'après cette définition, la phagocytose spontanée a une marche lente ; les leucocytes absorbent une quantité insignifiante de bactéries et leur digestion est inégale dans les différents leucocytes polynucléaires, plus intense dans les uns, plus faible dans les autres. De plus l'absorption des bactéries peut être arrêtée par une concentration trop forte de la solution en chlorure de sodium (au-dessus de 1 °/₀ pour les bacilles tuberculeux par exemple).

La phagocytose induite diffère notablement de la précédente ; elle s'accomplit lorsque les leucocytes entrent en contact avec des bactéries qui ont été ou qui sont soumises à l'action du sérum sanguin : dans ce cas la phagocytose a une marche rapide, l'action des différents leucocytes est uniforme, et si le nombre de bactéries est considérable, l'absorption phagocytaire se prolonge jusqu'à la saturation complète des leucocytes ; ce phénomène est beaucoup moins influencé par le degré de concentration du milieu.

Le sérum du sang humain diffère des milieux employés pour cultiver les bactéries par ce fait, qu'en dehors des matières nutritives il contient des anticorps bactériens ; les anticorps sont bactériotropes, puisqu'ils sont attirés par les corps bactériens et contractent avec eux des combinaisons telles, que tantôt les bactéries sont tuées sans liquéfaction, tantôt elles sont tuées et liquéfiées en même temps.

La première de ces actions est dite bactéricide, la seconde bactériolytique.

Sous l'influence du sérum les bactéries peuvent être modifiées de telle sorte qu'elle s'agglutinent et donnent un dépôt (agglutination) ou qu'elles sont absorbées plus facilement par les phagocytes (action préparante opsonique).

Wright en conclut qu'en dehors des agglutinines, bactéricidines et des bactériolysines, le sérum sanguin contient des opsonines, corps préparant les bactéries à l'absorption leucocytaire à la phagocytose.

Wright considère les opsonines comme les plus importants de ces corps bactériotropes. Leur action peut être évaluée strictement au point de vue quantitatif et les variations du pouvoir opsonique de sérum peuvent être déterminées par comparaison de la phagocytose induite du sang pathologique avec celle du sang normal. Cette comparaison ou rapport de deux coefficients

phagocytaires constitue l'index opsonique (index opso-
nicus).

Relations entre les opsonines et les compléments

De nombreux expérimentateurs se sont occupés récemment des relations qui existent entre les opsonines
d'un côté, les ambocepteurs et les compléments de l'autre. Mentionnons les travaux de Muir et Martin, Cove
et Chapin, Neufeld, Ruediger, Davis et autres.

Les deux derniers auteurs ont constaté la présence
des opsonines dans le sérum de différents animaux, ils
ont acquis la certitude que ces corps disparaissent, si
le sérum est porté pendant une demi-heure au voisinage de 50°, c'est-à-dire inactivé. Les opsonines se com-
portent donc comme le complément, ce fait fut constaté
également par Muir et Martin, Haentjens et autres.
Tout récemment les auteurs comme Fornet considèrent
les opsonines comme des corps différant aussi bien du
complément que de l'ambocepteur, malgré la présence
de leurs deux constituants thermostabile et thermola-
bile, d'autres au contraire comme Neufeld et Levaditi
identifient les opsonines normales, contenues dans le
sérum normal avec le complément (Levaditi. *Presse médicale*, 31 août 1907, p. 553).

Wrigth, le premier, attira l'attention sur la relation
intime, qui existe entre les opsonines et les compléments. Leur affinité fut confirmée par les expériences
de Levaditi, Inmann et Koessler.

Le sérum perd son pouvoir opsonique, si on le chauffe à 60° pendant dix minutes (inactivation), ou par une conservation prolongée, c'est-à-dire dans des conditions où disparaît également le complément. Ce dernier perd tout son pouvoir (par absorption du complément) si les bactéries sont mises en présence de sérum frais; or c'est dans des conditions identiques, que disparaît de même la faculté opsonique du sérum. Ce fait fut constaté par Levaditi, en mélangeant du sérum de lapin avec des bacilles de la dysenterie de la fièvre typhoïde ou des staphylocoques.

L'absorption du complément par les extraits d'organes ou de cellules trouve son équivalent dans l'absorption des opsonines normales dans les mêmes conditions.

On a constaté une absence totale ou particlle de complément bactériolytique dans l'humeur aqueuse, obtenue immédiatement après la ponction de la chambre antérieure de l'œil du lapin. Mais cette humeur est également dépourvue d'opsonines et l'index opsonique par rapport aux bacilles typhiques égale 0;02 pour les staphylocoques $= 0$, l'humeur aqueuse recueillie deux à trois heures après la ponction possède une valeur complémentaire, qui n'est pas toujours égale mais qui est cependant toujours parallèle au pouvoir opsonique. En dehors de l'humeur aqueuse, cette absence simultanée des deux pouvoirs, complémentaire et opsonique fut constatée dans le liquide d'ascite lorsque ce dernier ne contient pas de sang. Se basant sur toutes ces recherches, on est autorisé à conclure que la faculté opsonique du sérum frais est intimement liée au complément et ne représente pas, comme le veut Wright et son école, une faculté toute nouvelle, spontanée : les opsonines normales sont en rapport intime avec l'agent complémentaire du sérum, et il n'est pas possible de séparer les opsonines des alexines. Les unes et les autres ont une structure également compliquée et sont constituées par le complément et l'ambocepteur normaux.

Les modifications subies par le complément dans différentes conditions sont ressenties également et parallèlement par les opsonines. Ainsi la diminution du pouvoir opsonique du sérum, après extirpation des glandes, thyroïde et parathyroïde chez les animaux est parallèle à la diminution du complément hémolytique et vice versa, l'accroissement de ce dernier est parallèle à l'augmentation du pouvoir opsonique du sérum, obtenue par l'emploi de certains extraits d'organes (Fassin). La disparition du complément dans le stade préagonique chez les animaux atteints de maladies infectieuses est accompagnée de la diminution du pouvoir opsonique.

Toutes les expériences sur la déviation du complément à basse température et la réactivation prouvent également la structure complexe des opsonines et que le pouvoir opsonique dépend de la coopération du complément et de l'ambocepteur. Notamment, comme l'ont démontré les expériences d'Ehrlich et Morgenroth, il est possible de séparer le complément de l'ambocepteur, si on met en présence du sérum des globules rouges, convenablement choisis, à température basse. Dans ces conditions l'ambocepteur se fixe sur les hématies

sans entraîner le complément et par conséquent l'hémo-
lyse ne peut pas se produire. Cowe et Chapin ont uti-
lisé cette expérience dans leurs recherches sur le pouvoir
opsonique du sérum normal. En ajoutant à une émulsion de staphylocoques dorés du sérum à température
basse (= 0°) ils constatèrent, que les bactéries fixent
l'ambocepteur, mais que les opsonines normales ne sont
presque pas fixées. Mayer a démontré le même fait pour
les bactéries du groupe paratyphique à 0°. Il est possible d'augmenter considérablement le pouvoir opsonique du sérum frais, en lui ajoutant du sérum frais inactivé, donc dépourvu du complément.

Le sang humain normal chauffé à 50°, 60°, perd à peu
près entièrement ses propriétés opsoniques, mais pour
le réactiver il suffit de lui ajouter du sérum frais dilué (1/15) qui possède lui-même un pouvoir opsonique
insignifiant. Le mélange ainsi obtenu a un pouvoir opsonique supérieur à celui de chacun de ses composants
pris isolément (Cowe et Chapin).

Conformément aux opinions de Levaditi, on peut tirer
des faits ci-dessus, les conclusions suivantes :

C'est un fait établi ou du moins très vraisemblable
que la faculté phagocytaire du sérum normal dépend de
la coopération de deux agents identiques ou du moins
analogues au complément et à l'ambocepteur normaux.
Le premier est le plus important, puisque sa disparition obtenue par le chauffage du sérum à 50° entraîne
également la disparition du pouvoir opsonique.

Le rôle du deuxième, c'est-à-dire de l'ambocepteur, se
limite à la médiation entre le complément opsonique

et les bactéries. Depuis les recherches bien connues de Metchnikoff, Denys, Louvain, Savtchenko, il est certain, que la digestion intracellulaire ou phagocytose est déterminée par le sérum des animaux auxquels on a inoculé différentes espèces bactériennes ou des globules rouges hétérogènes. Pour que ce phénomène puisse s'accomplir la présence des leucocytes normaux et des bactéries ou cellules employées à la vaccination est indispensable. Cette propriété du sérum est due aux opsonines spécifiques dont la présence peut être constatée dans le sérum des individus vaccinés par des bactéries hétérogènes, telles que le streptocoque, le pneumocoque, le vibrion du choléra asiatique et du paracholéra, les bacilles, typhique, paratyphique et dysentérique, le corynebactérium diphteriæ et pseudodiphteriæ, etc.

L'action du sérum ainsi obtenu est parfaitement spécifique, c'est-à-dire elle ne prépare à la phagocytose que les bactéries qui ont été employées pour la vaccination. Cependant les bactéries appartenant au même groupe peuvent faire exception, par exemple le sérum opsonisant pour les bacilles typhiques peut l'être également pour les paratyphiques. Ces exceptions se retrouvent aussi chez les agglutinines, elle ne mettent point en doute la « spécificité » des anticorps mais la confirment plutôt. Les recherches de Levaditi, Inmann et autres amènent ces auteurs à la conclusion suivante :

1° Le pouvoir opsonique d'un sérum spécifique diffère beaucoup de celui d'un sérum normal. Le premier n'agit spécifiquement que sur les espèces homologues, c'est-à-dire sur celles qui ont été employées à la vaccination, tandis que le deuxième agit sur des bactéries hétérogènes.

2° Les opsonines spécifiques sont thermostabiles, elles ne disparaissent pas par le chauffage à 60° ; mais tout au plus y perdent un peu de leur activité tandis que les opsonines normales sont thermolabiles (Levaditi et Inmann. Compte rendu de la Société de Biologie, LXII, p. 817). J'omets ici la description des autres propriétés des opsonines m'en rapportant à mon livre, *La vaccinothérapie*, paru en 1913.

Les bactériotropines

La théorie de bactériotropines de Neufeld fut précédée par la découverte de Denys et Leclef, de ce fait, qu'en dehors de l'organisme les leucocytes ne perdent pas leur faculté de « digérer » les bactéries, mais que dans certaines conditions ils la montrent *in vitro* presque aussi intense que *in vivo*.

Sous le nom de *bactériotropines* ou *cytotoxines*, il faut comprendre des corps contenus dans un sérum inactivé, ou en général privé de complément. Ces corps agissent opsoniquement (opsonisent) sur les bactéries ou cellules avant qu'elles subissent l'action phagocyltaire. La différence essentielle entre les opsonines de Wright et les tropines de Neufeld consiste en ceci, que es premières se produisent dans un sérum non dilué et pourvu de complément, tandis que la production des tropines exige un sérum privé de complément, par le chauffage ou un autre moyen quelconque (addition d'acide phénique par exemple) et dilué. On s'appuie sur cette idée que le sérum normal possède aussi quelques propriétés bactéricides et que la présence et la quantité des corps spécifiques ne peuvent être constatées que sur un sérum dilué.

La différence entre les bactériotropines et les opsonines porte encore sur quelques détails de la technique de leur détermination, par exemple : pour la détermination de l'index opsonique on emploie les leucocytes de sang séparés des globules rouges, pour les bactériotropines, les leucocytes des exsudats. Pour la détermination quantitative des bactériotropines on a recours à un procédé qui consiste à chercher la plus faible dilution qui permette encore de constater une augmentation perceptible de la phagocytose.

Les tropines apparaissent dans le sérum, non seulement à la suite d'une vaccination par des bactéries hétérogènes, mais encore après l'inoculation à l'animal de cellules étrangères (globules du sang, spermatozoïdes, cellules végétales, etc.). Quant au sort ultérieur des bactéries englobées par les phagocytes, les unes, comme le bacille tuberculeux, ne perdent pas leurs propriétés et ne deviennent pas inoffensives, les autres subissent à l'intérieur des leucocytes une dégénérescence plus ou moins rapide et sont enfin absorbées complètement. Au bout d'un certain temps, un quart à quatre heures, on remarque à l'intérieur des corps bactériens des granulations, il se produit des formes involutives, fixant mal les colorants, et finalement la plupart du temps une liquéfaction totale

(Neufeld, Lambotte et autres). On en a conclu qu'une semblable dégénérescence des corps bactériens sous l'action des phagocytes a également lieu *in vivo* dans l'organisme.

Phagocytose

On a étudié récemment à plusieurs reprises l'influence du milieu sur la phagocytose. Ainsi Hamburger et Hekma ont examiné l'influence des ions et de certains corps chimiques; d'après ces auteurs les modifications de la concentration du milieu en ions OH influent fortement sur la phagocytose. Tout changement de la teneur du sérum en OH amoindrit le pouvoir opsonique. Certains ions tels que le chlorure de sodium, l'acide acétique, le sulfure de sodium agissent d'une manière négative sur les leucocytes.

Les ions de potassium ont une influence plus grande que les ions de sodium. Les composés du calcium augmentent le pouvoir opsonique du sérum. Ce pouvoir dépend de la réaction du milieu (Nogucki). Le maximum de phagocytose a lieu en milieu neutre, tandis que la présence de soude (NaOH) au-dessus de 1 cent. 0 ou de 0,5 d'un acide normal diminue considérablement le pouvoir opsonique du sérum. L'addition d'alcool l'abolit complètement, mais la dessiccation à une faible température (23°) n'agit nullement sur les opsonines ; le sérum ainsi desséché conserve ses propriétés pendant deux ans et résiste même à une température de 100 à 150°.

Parmi les composés organiques, les uns, comme l'hémoglobine et l'urée sont sans action sur la phagocytose, les autres (sulfate de quinine), l'affaiblissent en solution concentrée, et la stimulent en concentrations plus faibles (1 : 15000 Thomas, Vilson), Grünspan a fait toute une série de recherches systématiques sur l'action de la quinine sur la phagocytose.

La technique de ses recherches fut la suivante :

En injectant de l'aleurone dans le péritoine de rats, cet expérimentateur produisit un exsudat riche en leucocytes ; il injecta ensuite le mélange suivant : un centimètre cube d'émulsion de carmine avec de l'albumine (1) et un centimètre cube de solution de quinquina (à 0,1 %, 0,001 % et 0,002 %) il procéda pareillement, mais sans addition de quinquina chez des animaux de contrôle. Après des délais variables le contenu du péritoine était aspiré au moyen d'une pipette comme pour observer le phénomène de Pfeiffer et examiné au microscope. On comptait le nombre de leucocytes renfermant des grains de carmine. L'auteur remarqua que le maximum de la phagocytose chez les animaux de contrôle (sans quinquina) se produisait après quatre heures dans les polynucléaires et les macrophages.

A l'égard de l'action de petites doses de quinquina Grünspan nota une phagocytose beaucoup plus marquée (= 39,43 %) chez les animaux ayant reçu un centimè-

---

1. La carmine pulvérisée fut mélangée avec du blanc d'œuf et desséchée à 37°. La poudre obtenue fut émulsionnée dans une solution isotonique de NaCl.

tre cube de quinquina à 0,002 %, que chez les animaux témoins (= 18,2 %.). Des composés comme l'antipyrine, la phénacétine et le pyramidon n'ont probablement pas d'action stimulante sur la phagocytose (Kentzler, Benczur).

Kruschilin étudia l'influence de doses variables d'alcool sur le phénomène de la phagocytose en injectant soit de grandes quantités d'alcool (p. ex. 10 centimètres cubes à 25 %. par kilogramme d'animal) soit des quantités plus faibles. Il constata que les petites doses ne modifient pas sensiblement la phagocytose à l'égard du *b. subtilis* et du *b. anthracis*, tandis que les doses plus grandes l'affaiblissent. L'éther, comme l'a démontré Graham, diminue considérablement le pouvoir opsomique, ses expériences portaient sur les staphylo, pneumo et streptocoques, ainsi que sur le colibacille et le bacille typhique.

Neisser et Guerrini donnent le nom de *leukostimulantia* aux substances qui agissent d'une façon stimulante sur les leucocytes et qui augmentent par conséquent la phagocytose. En réalité ces corps n'ont rien de commun ni avec les opsonines ni avec les bactériotropines spécifiques. Mauwaring et Ruh y rangent les solutions faibles des antiseptiques, Hamburger et Hekma le chlorure de calcium, Neisser, Guerrini et Bechhold les albumoses, le quinquina, l'iodure de potassium, l'acide nucléïque. Diverses expériences ont démontré que ces corps agissent comme stimulants sur les leucocytes, mais n'influent point sur les bactéries.

TECHNIQUE DE LA RECHERCHE
DES OPSONINES
ET DES BACTÉRIOTROPINES

En résumant toute une série de faits et d'hypothèses sur les opsonines, Ross en donne la définition suivante : l'action des opsonines consiste en ce qu'elles se fixent sur les bactéries, en modifiant ces dernières de telle sorte, que les leucocytes deviennent phagocytes et englobent plus facilement ces microorganismes ; les opsonines tout en agissant sur les bactéries, qui par leur action deviennent une proie plus facile pour les phagocytes, n'ont aucune action directe sur les leucocytes. Le principe général de la méthode consiste à prendre à parties égales : des globules du sang, une émulsion bactérienne et du sérum sanguin, à les mélanger, les porter à l'étuve et calculer ensuite sur des préparations colorées le coefficient phagocytaire. La recherche se faisait primitivement de la façon suivante :

On lave la surface d'une culture sur gélose avec de l'eau salée physiologique. Les bactéries mises en suspension sont diluées soigneusement, puis l'émulsion obtenue, centrifugée pendant quelques minutes. Si l'é-

mulsion est difficile à obtenir avec des cultures de bacilles de Koch par exemple, il est nécessaire d'écraser
la culture entre deux lames de verre. Pour préparer les
globules, on recueille du sang humain dans un tube à
essais, rempli à moitié d'une solution à 1,5 %, de citrate de soude, après centrifugation on lave à plusieurs
reprises le culot, formé de globules rouges, avec la solution physiologique. L'épreuve opsonique consiste à
aspirer successivement dans une pipette trois colonnes
égales : de globules, prélevés dans la couche superficielle
du culot, d'émulsion bactérienne et du sérum, chaque
colonne étant séparée de la précédente par une petite
bulle d'air. Le contenu de la pipette est alors porté sur
une lame où les trois gouttes sont soigneusement mélan-
gées. Le mélange ainsi obtenu est de nouveau aspiré
dans la pipette, dont l'ouverture est scellée à la flamme,
la pipette est alors portée à l'étuve à 37° pendant quinze
minutes. Après quoi il ne reste plus qu'à faire des préparations microscopiques qui doivent être uniformément
étalées et colorées.

Les staphylocoques et les autres bactéries peuvent
être colorées par la méthode de Leishmann (éosine et
bleu de méthylène) les bacilles tuberculeux sont colorés de la manière suivante :

1) Fixer la préparation dans une solution saturée de
sublimé et laver ;

2) Colorer à la fuchsine phéniquée, chauffer jusqu'à
l'émission des vapeurs, une minute environ, et laver ;

3) Décolorer à l'aide d'une solution d'acide sulfurique 2,5 %. et laver ;

4) Traiter pendant quelques secondes par une solution d'acide acétique 5 °/₀ pour décolorer partiellement
les hématies, laver ;

5) Colorer le fond par une solution alcaline du bleu
de méthylène, laver doucement et sécher.

En faisant la numération on ne tient compte que
des polynucléaires neutrophiles typiques. La quantité
moyenne de bactéries à l'intérieur des phagocytes constitue le coefficient phagocytaire. Le rapport du coefficient
phagocytaire du sang examiné à celui du sérum normal donne l'index opsonique.

Wright estime que le coefficient phagocytaire normal pour la tuberculose est de 2 bacilles par leucocyte.
Pour les autres bactéries, le coefficient serait de 3 à 5. En
dehors de cette méthode fondamentale, Wright a signalé
toute une série de procédés, aidant à l'exécution de l'expérience ; il recommande d'employer une solution à
1,5 °/₀ de chlorure de sodium pour les bacilles tuberculeux et les gonocoques, et pour les autres bactéries
une solution à 0,35 °/₀. Les expérimentateurs ultérieurs
ont également introduit quelques perfectionnements.
Ainsi Hekma conseille de bien veiller à ce que la solution de citrate de soude ne soit pas trop concentrée,
(pour éviter une action négative sur la phagocytose).
On a signalé que la densité de l'émulsion bactérienne
influe sur la valeur du coefficient phagocytaire (mais
non de l'opsonique). Dean a obtenu des résultats suivants en employant deux émulsions de densité différente et en les diluant jusqu'à 1/10.

Dilution de l'émulsion.	Coefficient phagocyt. émulsion dense	Coeffic. phagocyt. émul. de faible densité.
1	86,0	16,5
1/2	52,5	9,6
1/4	17,4	6,4
1/8	7,0	2,9
1/10	3,0	1,5

Le résultat dépend donc du titre de la dilution ; les adversaires de la méthode se sont fondés là-dessus pour en contester la valeur. Mais cette objection est sans portée, puisque la grandeur de l'index opsonique est fournie par le rapport des coefficients phagocytaires du sérum normal et du sérum examiné. Ce rapport ne dépend pas du taux de dilution de l'émulsion qui influe cependant sur chaque coefficient pris isolément. Si l'on veut pouvoir comparer les coefficients phagocytaires, on peut se servir d'une émulsion ayant toujours une même densité, il est facile de la préparer par comparaison avec un liquide d'une opacité constante (Néphelomètres de Farland) et en employant des éprouvettes de diamètre constant. Pour préparer le néphelomètre, on mélange une solution de chlorure de baryum à 1 °/₀ avec de l'acide sulfurique et notamment 1, 2, 3 du premier pour 69, 98, 97 du deuxième. L'émulsion de staphylocoques doit correspondre au N 3. Dans ces conditions, si les bactéries sont mises en présence du sérum et des globules blancs pendant trente minutes, on compte 15 micrococques dans un leucocyte polynucléaire. Avec une émulsion N 5, 3 bacilles tuberculeux correspondent à un leucocyte polynuléaire. Une autre modification consiste à mélanger les globules rouges avec les leucocytes et aspirer une partie de ce mélange, au lieu d'aspirer séparément la couche superficielle des globules blancs au-dessus du culot d'hématies. En imprimant des secousses au tube contenant les leucocytes le sérum et les bactéries, on facilite la phagocytose et on fait augmenter le coefficient phagocytaire. Böme obtint une augmentation du coefficient staphylococcique de 1 à 5,8 et du coefficient colibacillaire de 1,8 à 6,2.

Au lieu de mesurer la quantité de sérum approximativement (à l'aide d'un tube capillaire) Büsse conseille de la calculer strictement suivant son volume avec double contrôle ; l'erreur ne dépasserait point 2 %, si on a soin de prendre cette précaution. L'évaluation du coefficient phagocytaire d'après la méthode primitive de Wright consiste à calculer le chiffre moyen de microbes phagocytés par 1 leucocyte, sous l'action du sérum non étendu. Neisser et Guerrim ont démontré que l'emploi du sérum non dilué donne des résultats faux, au moins en ce qui concerne le sérum spécifique immunisant. Avec les dilutions progressives du sérum le coefficient phagocytaire varie suivant le tableau rapporté ci-contre.

Dilution.	Coefficient phagocytaire.
1	9,7
1/2	9,6
1/4	10,0
1/8	8,2

Dilution.	Coefficient phagocytaire
1/16	8,5
1/32	6,4
1/64	2,3

La dilution n'agit pas d'une façon égale sur l'index phagocytaire du sérum normal et du sérum immunisant. Ainsi par exemple le sérum antistaphylococcique étendu 32 fois ne perd que 25 °/₀ de ses propriétés actives, tandis que dans les mèmes conditions le sérum normal en perd jusqu'à 90 °/₀.

Au lieu de compter les bactéries phagocytées Neufeld et Meakins recommandent d'admettre comme coefficient phagocytaire la dilution extrême à laquelle une phagocytose nette se produit encore : il suffirait donc de jeter un coup d'œil sur la préparation, sans être obligé de compter les globules blancs et les bactéries phagocytées.

Il est pourtant inévitable quelquefois de se servir du sérum non étendu, par exemple dans la tuberculose. Le sérum des tuberculeux possède trop peu d'activité pour que son coefficient phagocytaire puisse être déterminé par la méthode des dilutions étendues. A 1/10, il perd déjà son pouvoir phagocytaire (Neufeld et Boehme).

Beaucoup de faits témoignent, comme l'ont montré les recherches de Neufeld, Wrania, Bacher, Jobling, que les sérums les plus actifs au point de vue thérapeutique sont ceux qui ont le pouvoir opsonique le plus considérable.

Suivant Jobling, il ne faut se servir dans un but thérapeutique que des sérums dont le titre opsonique est égal à 1/5000, c'est-à-dire qui même à cette dilution considérable ont encore un pouvoir opsonique appréciable.

Étant donné les tendances des travaux récents sur la technique de la recherche des opsonines, il est nécessaire d'examiner attentivement la méthode employée pour l'étude de bactériotropines, méthode qui par sa nature même nécessite une dilution du sérum. Cette méthode exige une dilution et une préparation correcte des leucocytes, une dilution appropriée du sérum et le choix judicieux des souches bactériennes sans oublier de tenir compte des expériences de contrôle.

1. Préparation et choix des leucocytes

On obtient les leucocytes des animaux en injectant certaines substances dans leurs cavités séreuses, cette manipulation doit être exécutée seize à vingt-quatre heures avant l'expérience proprement dite, bien que l'exsudat apparaisse déjà au bout de cinq à six heures, mais il contient encore à ce moment un nombre trop faible de leucocytes. Les exsudats anciens ne donnent pas non plus de bons résultats à cause des modifications dégénératives que subissent les leucocytes et de la forte viscosité de l'exsudat, due à la fibrine qu'il contient.

L'exsudat, prélevé le plus souvent sur un animal sacrifié, est aspiré au moyen d'une pipette à large ouverture (pour la souris on se sert d'un tube capillaire avec tétine élastique du modèle de Wright). Mais avant ce prélèvement, il est nécessaire d'introduire dans la cavité séreuse 5 centimètres cubes environ d'eau salée physiologique, afin de diluer l'exsudat et de faciliter ainsi son prélèvement. L'exsudat est ajouté à 40 à 60 centimètres cubes de solution physiologique de NaCl. On se débarrasse des flocons de fibrine, on centrifuge et on lave le culot à l'eau salée. Il est recommandable de diluer l'exsudat dans la cavité péritonéale avec une solution à 1,5 °/. de citrate de sodium et non au moyen de chlorure de sodium, chez les cobayes on obtient plus facilement sa production à l'aide d'un mélange stérilisé d'aleurone et du bouillon (1/2 cuillère de bouillon, 10 centimètres cubes d'aleurone) quoique dans ce cas la dose employée n'ait pas beaucoup d'importance. Du reste on arrive aux mêmes résultats en introduisant soit le bouillon seul, soit 10 centimètres cubes d'une solution froide physiologique de chlorure de sodium ; la dose pour une souris est de 1 centimètre cube de bouillon, additionné d'aleurone.

Après seize à vingt-quatre heures on sacrifie le cobaye et on obtient 5 à 7 centimètres cubes d'une émulsion concentrée de leucocytes (chez la souris on prend 15 à 20 gouttes tout au plus de la même solution). Ce procédé est employé par Neufeld et Ungerman. D'autres auteurs : Löhlein, Bacher recueillent l'exsudat chez les animaux vivants à l'aide d'une seringue de Pravaz ; dans les quatre à huit heures qui suivent l'injection, ils lavent l'exsudat au moyen de la même seringue avec de l'eau salée ou du citrate de sodium.

Après avoir décanté le citrate de sodium, il est très important de laver les leucocytes soigneusement et à plusieurs reprises avec la solution physiologique de chlorure de sodium, afin de se débarrasser de l'action opsonique du sérum normal, cependant une centrifugation trop énergique peut nuire aux leucocytes (Lambotte) il suffit donc de laver 3 fois et de ne pas prolonger l'opération au delà de quelques minutes.

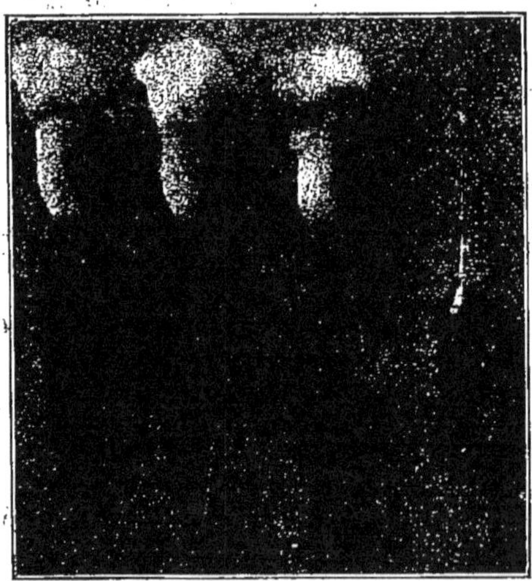

Fig. 1. — Le premier tube contient des leucocytes lavés ; le deuxième le sérum ; le troisième l'émulsion bactérienne, à côté une ampoule avec l'émulsion de bacilles tuberculeux pour les opsonines.

(D'après les photographies faites à la section des vaccins dans mon laboratoire.)

Les leucocytes, provenant des exsudats, peuvent être remplacés par des polynucléaires, neutrophiles, provenant d'abcès, produits aseptiquement par des composés chimiques (chez les animaux) ou par des leucocytes du sang humain comme ceux employés pour l'étude des opsonines ou enfin par le pus d'un écoulement blénnorragique à sa première phase. L'origine des leucocytes est une question de second ordre presque indifférente dans la recherche du pouvoir phagocytaire du

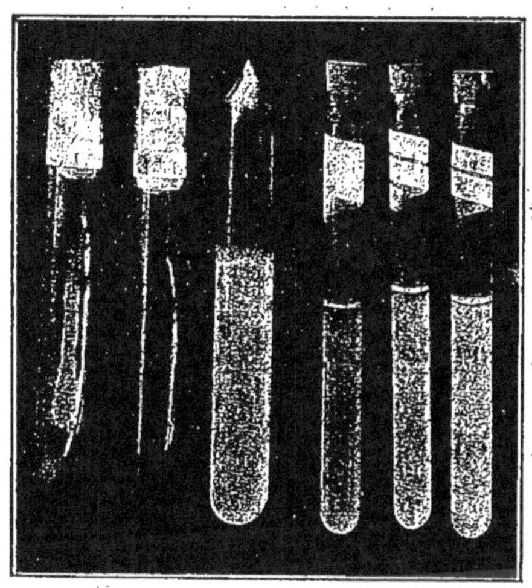

Fig. 2. — Le premier tube contient une culture de staphylocoques sur gélose, le deuxième une émulsion de gonocoques et trois néphelomètres 1, 2, 3.

sérum spécifique. Tandis que pour l'étude du sérum non spécifique, non dilué, le choix des leucocytes joue déjà un rôle bien plus important, puisqu'il est prouvé (Reudiger, Goodman, etc.), que le sérum non dilué a une action nocive sur les leucocytes des animaux d'une espèce différente. On ne doit donc pas se servir que des leucocytes humains pour l'examen opsonique du sérum humain non dilué, mais on peut employer aussi des leucocytes des animaux pour la détermination des bactériotropines dans le sérum humain.

L'addition aux sérums vaccinants de plus grandes quantités d'antiseptiques, surtout d'acide phénique, agit d'une façon négative sur la phagocytose.

Suivant Metchnikoff, les leucocytes polynucléaires jouent le rôle principal dans la digestion des bactéries *in vitro* et *in vivo* ; c'est à cause de cela qu'on en tient exclusivement compte, en évaluant le coefficient phagocytaire. Neufeld cependant recommande de prendre également en considération les cellules mononucléées ou macrophages, quoique leur participation au phénomène soit bien plus faible. Dans l'organisme en dehors des globules blancs, sont douées aussi de propriétés phagocytiques les cellules endothéliales et les cellules des autres tissus. Briscoe a démontré que même les cellules alvéolaires du poumon ont *in vitro* un certain pouvoir phagocytaire.

2. Préparation et dosage du sérum

Le sérum sanguin, venant d'être séparé, est tout d'abord inactivé à 56°-60° afin de détruire le complément ce dernier pouvant influencer le coefficient phagocytaire.

-Lorsqu'il s'agit des sérums plus vieux ou phéniqués, donc *eo ipso* privés de complément, l'inactivation devient superflue. La recherche des propriétés bactériotropes comme l'étude des agglutinines et bactériolysines doit être faite dans un sérum dilué. Le sérum est dilué dans la proportion de 1/10, 1/100 et 1/1000. Si nous ajoutons 1 goutte de solution à 1/100 à 2 gouttes de leucocytes et à 1 goutte d'émulsion bactérienne, nous obtenons

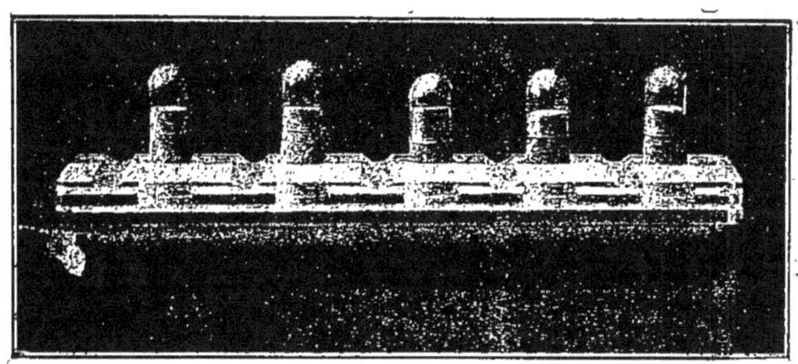

FIG. 3. — Support avec 5 vases
pour plusieurs déterminations bactériotropes simultanées.

une dilution du sérum à 1/400. Afin d'obtenir une évaluation plus précise on se sert d'une pipette graduée de 1/100 de centimètre cube.

En général il suffit de se servir du sérum en quantités décroissantes, 0,02 ensuite, 0,01-0,005-0,002-0,001-0,0005 jusqu'à 0,0002, sauf le sérum tuberculeux qui s'emploie non dilué ou bien dilué à moins de 1/10. Le titre du sérum est désigné par le chiffre de sa quantité absolue ou bien par sa dilution extrême, c'est-à-dire par son rapport à d'autres composants.

Le contrôle du sérum comporte la recherche des propriétés actives des leucocytes et la constatation de l'absence de phagocytose spontanée, c'est-à-dire sans participation du sérum par opposition à la phagocytose induite (sans l'action du sérum) ; on détermine le chiffre bactériotrope du sérum normal inactivé et dilué.

Le contrôle des leucocytes, employés pour l'expérience, exige une épreuve avec un sérum bactériotrope bien actif et soigneusement vérifié. Lorsqu'on désire comparer les facultés bactériotropes de plusieurs sérums, on les examine tout en déterminant le titre bactériotrope et *ceteris paribus* en se servant de mêmes leucocytes.

3. Choix et préparation de l'émulsion bactérienne

Tous les auteurs, en commençant par Wright, sont d'accord pour constater la grande influence de la virulence bactérienne sur la phagocytose et le rapport constant qui les unit. Les races bactériennes de la plus haute virulence ne subissent point l'action phacocytaire du sérum spécifique, tandis que les races peu virulentes ou avirulentes sont plus ou moins englobées par les phagocytes, même sur les préparations de contrôle, c'est-à-dire faites avec de la solution physiologique de chlorure de sodium sans participation du sérum. La phagocytose spontanée par rapport aux races avirulentes est d'elle-même tellement intense, qu'elle ne saurait devenir plus forte, c'est pourquoi de telles races ne peuvent être employées pour les recherches des opsonines et des bactériotropines.

Rosenow a étudié toute une série de variétés de pneumocoques récemment isolés de crachats pneumoniques au point de vue de leur virulence et du rapport de cette dernière à la phagocytose. Dans tous les cas (36

sur 40) les bactéries fraîchement isolées se sont mon-
trées réfractaires à la phagocytose même au bout de huit
à douze heures et simultanément très virulentes pour
les lapins. Après des réensemencements successifs,
leur propriété opsonique allait croissant s'accompa-
gnant d'une diminution progressive de leur virulence.
Comme la détermination de la virulence bactérienne
présente quelquefois des difficultés sérieuses, la virulence
étant très inégale pour différents animaux (par exemple
des staphylocoques virulents pour les lapins et neu-
tres pour l'organisme humain) il faut en principe général ne se servir, pour les émulsions, que de cultures
venant d'être isolées de l'organisme, surtout s'il s'agit
des processus pathologiques et ne pas employer de races avirulentes, ayant subi déjà des ensemencements
successifs sur les milieux artificiels.

Les bacilles tuberculeux font exception, l'origine et
la virulence d'une culture de bacilles de Koch ne joue
probablement aucun rôle dans la phagocytose, comme
le prouve un grand nombre de faits (Ungermann et
autres). Pour les expériences sur les bactériotropines,
on peut se servir d'émulsion de bacilles tuberculeux
tués par le chauffage à l'autoclave et même colorés préalablement, sans qu'ils puissent influencer d'une manière appréciable les résultats opsoniques.

On mélange les trois éléments ci-dessus étudiés à
parties égales à l'aide d'une pipette, exactement di-
visée, dans un verre de montre ou dans de petites
éprouvettes larges. Il n'est pas nécessaire d'aspirer de
nouveau le mélange dans la pipette comme on le fait en

déterminant les opsonines de Wright. On laisse les
éprouvettes séjourner pendant vingt à trente minutes à
l'étuve. D'après Neufeld, ce laps de temps serait trop

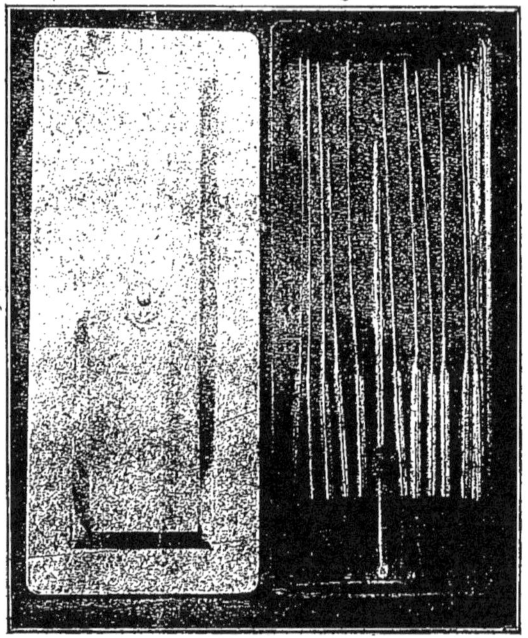

Fig. 4. — Pipettes opsoniques.

court pour que la phagocytose de certaines souches mi-
crobiennes virulentes puisse se produire ; la plupart
d'entre elles exige une demi-heure à deux heures ; et les
pneumocoques même quatre heures. De nombreux expérimentateurs : Baeder, Bine et d'autres affirment que la
phagocytose se produit non seulement à 37° centigrade,
mais aussi à la température de la chambre, et même à

0°. Le processus est facilité par l'agitation (Bœhme Huggenberg) et avant de faire les préparations, on peut centrifuger doucement le mélange.

Pour l'analyse quantitative du pouvoir bactériotrope
des sérums l'on suit la méthode recommandée par
Gruber et Ohkubo, c'est-à-dire on fait une préparation
du mélange bactéries-leucocytes qu'on examine après
l'avoir chauffé pendant trente minutes à l'étuve ou bien
directement sur platine chauffante. Cette méthode permet de se rendre compte et de suivre la marche même
de la phagocytose.

4. L'exécution des préparations et l'évaluation du titre

De même que pour les opsonines, on transporte une
partie du mélange (sérum, leucocytes et bactéries) sur
une lame et on l'étale en mince couche, tout en donnant
à la préparation la forme d'un rectangle ou d'un rhombe,
à l'aide de lames à bords convenablement coupés (v.
fig. 5) il faut veiller à ce que les limites latérales de la
préparation soient parallèles aux bords de la lame et ne
les atteignent point, car les leucocytes sont plus nombreux le long de ces bords. On peut préalablement décanter la couche supérieure du mélange opsonique et
n'étaler sur les lames que les couches inférieures, c'est-
à-dire les leucocytes.

Les préparations, séchées rapidement, sont fixées
pendant deux à dix minutes dans l'alcool absolu ou
dans un mélange d'alcool et d'éther, ou bien plus rapi-

dement dans la solution saturée du sublimé. On colore les préparations par un mélange composé d'éosine et de bleu de méthylène (méthode de Michaelis) ou par le colorant de Manson faiblement étendu, ou bien par un mélange de pyronine et du vert de méthylène (mé-

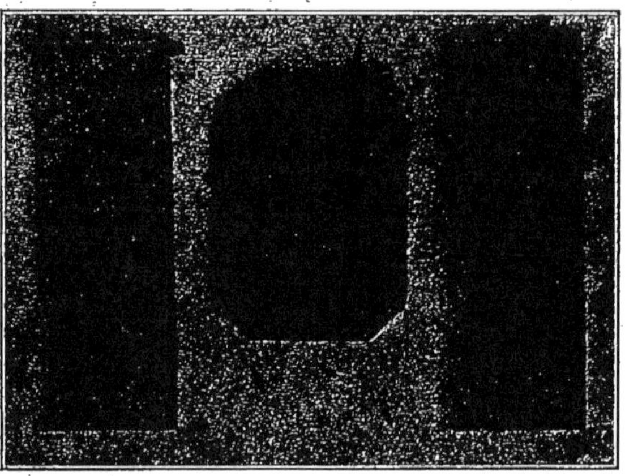

Fig. 5. — Préparations opsoniques.

thode de Pappenheim) ou encore le colorant de Giemsa. Les préparations de bacilles acido-résistants sont colorées d'après des méthodes généralement employées par exemple la méthode de Fraenkel-Gabbet ou de Ziehl-Neelsen.

Si en évaluant l'index phagocytaire et opsonique, il est indispensable de compter le nombre de bactéries englobées par un leucocyte polynucléaire, la tâche est plus facile pour trouver le titre bactériotrope. Cette détermination se fait soit par la recherche de la dilution du sérum à laquelle se fait nettement la phagocytose des bactéries (Neufeld), soit par l'évaluation du pourcentage de leucocytes participant à la phagocytose (Baecher) ; on compare simultanément les résultats aux préparations de contrôle (sérum normal, solution physiologique de NaCl) afin d'établir la différence avec la phagocytose spontanée. On peut donc exprimer le titre bactériotrope par le chiffre indiquant la dilution du sérum inactivé et l'on indique la présence ou l'absence de la phagocytose par le signe + + +, + +, +, + ou bien par la mention : « très prononcée », « prononcée », « modérée », « faible », « négative ». Lorsque sur les préparations bactériotropes comparées avec les préparations de contrôle on ne trouve pas de différence nette par un examen prolongé quelques minutes, le résultat est qualifié de négatif.

La quantité de bactéries qui se trouvent en dehors des leucocytes présente une certaine importance dans la phagocytose par le sérum immunisant. C'est un trait caractéristique d'une phagocytose intense, que presque toutes les bactéries se trouvent à l'intérieur des leucocytes et l'on ne trouve qu'avec grande difficulté des bactéries isolées solitaires, on voit au contraire surtout des microorganismes extracellulaires dans le cas où la phagocytose est faible ou bien, où elle n'a point lieu. Nous qualifions même de négatifs les cas où les bactéries (des pneumocoques virulents le plus souvent) se groupent en couronne autour des leucocytes et marquent totalement dans le protoplasma de ces derniers.

Une méthode tout à fait différente et beaucoup plus difficile est proposée par Neisser et Guerrini. Ces auteurs essayent d'exprimer le degré de la phagocytose par la différence entre le nombre de bactéries contenues dans l'émulsion, avant la phagocytose et après le mélange des bactéries et des leucocytes.

Wright et son école attribuent à l'index opsonique une grande importance aussi bien au point de vue de pronostic qu'à celui de l'application thérapeutique de vaccin dans les diverses maladies infectieuses. Deux partis se sont formés. Les uns ne reconnaissent aucune importance à cet index, les autres soutiennent que la méthode opsonique peut fournir à la thérapeutique ainsi qu'au pronostic des indications de grande valeur.

LES ADVERSAIRES DE LA THÉORIE
DE WRIGHT

Parmi les premiers il faut citer Park et Brigs qui dans le sérum normal ont défini le pouvoir opsonique par rapport aux staphylocoques et aux bacilles tuberculeux dans leur définition l'index varie de 10 à 20 °/₀ et notamment pour les staphylocoques de 2, 7, 8 à 9 et pour les bacilles tuberculeux de 0,32 à 0,70. Moss, Potter, Thomas, Wells, Boldmann, etc., en tirent également des conclusions défavorables. D'après Boldmann, si l'on répète la détermination de l'index d'un même sérum dans des conditions absolument identiques, il arrive parfois que l'on trouve des chiffres variant de 1,6 à 3,3 ou bien des variations de 0,5 à 1,13 ! Les variations de l'index du sérum normal peuvent même être si considérables au cours d'une journée, qu'il serait inadmissible de comparer les index opsoniques d'un même sérum ainsi que du mélange de plusieurs.

Debinski (*Recherches faites au laboratoire de la Société Médicale de Varsovic*) se basant sur de nombreuses expériences estime que l'index phagocytaire a peu d'application pour la thérapeutique et le pronostic de la tuberculose. Neufeld refuse catégoriquement toute importance à cet index au cours de la tuberculose (Congrès médical de Budapest en 1909), d'après lui les résultats fournis par l'étude de l'index phagocytaire sont trop incertains et trop confus pour pouvoir donner des indications précises sur le processus tuberculeux ; en admettant même que la méthode de Wright soit bonne, les variations de l'index phagocytaire du sérum au cours de maladies infectieuses ne permettent aucune déduction certaine et utilisable au point de vue clinique. Les anticorps du sang circulant ne peuvent pas servir de critérium d'amélioration à la suite d'une action thérapeutique, enfin les substances qui influencent la phagocytose ne sont pas en rapport avec les données cliniques. Il y aurait encore à citer toute une série d'opinions défavorables à la méthode de Wright (v. *Jahresber und Ergebnisse der Immunitatsforschung*. V. W. Weichardt, III, p. 75-166).

LES PARTISANS DE WRIGHT

Pourtant la plupart des investigateurs de l'école de
Wright professent une opinion contraire au sujet de
l'importance de l'index opsonique. Les variations de l'index au cours des expériences des auteurs susnommés s'expliquent soit par une erreur méthodique, telle que l'emploi d'une quantité insuffisante des leucocytes entraînant
l'augmentation de l'index (par exemple 0,80 au lieu 1,15
pour une quantité de leucocytes deux fois plus faible)
soit par l'agglutination des globules blancs ; le résultat
dépend encore de la fraîcheur du sérum employé, puisque, avec le temps, il perd sa valeur opsonique. L'erreur
tolérable dans la détermination de l'index opsonique
est estimée par Fleming à 10 °/₀, par White à 6-13 °/₀. En
considérant ces variations-là comme un phénomène
constant, Levaditi recommande de ne point tenir compte
de petite différence et de porter attention à celles qui
dépassent les limites susdites ; il estime égaux, au point
de vue du pouvoir opsonique, deux sérums, dont les
index sont 0,8 et 1,2 et ce n'est qu'à ce point de vue qu'il
estime l'importance et la valeur de la méthode donnée.

Les variations de l'index au cours des maladies infectieuses ne sont pas suffisamment établies jusqu'ici ; Bosenow les a étudiées pour le pneumocoque, Le Play pour le gonocoque, Potter et Krumwide pour les streptocoques, Wolf et Keiter pour les bacilles tuberculeux, etc., tandis que les uns (Rosenow) considèrent l'index phagocytaire comme normal ou insensiblement élevé au cours de la pneumonie, d'autres (Potter et Krumwide) observaient l'index diminué au début et augmenté au décours de la maladie et après. Dans la phase aiguë de l'érysipèle, Tunnicliff observait la décroissance de l'index phagocytique, son accroissement considérable au moment de la baisse de la température et son retour à la normale quelques jours après.

Wolf et Reiter attribuent aux réactions opsoniques de la tuberculose plus d'importance qu'aux tuberculino-réactions. L'index opsonique chez l'homme normal varie de 0,85 à 1,15, dans la tuberculose il est plus élevé ; des variations excessives indiquent le développement progressif de la maladie. Pourtant d'autres recherches sont indispensables pour pouvoir tirer des conclusions décisives.

Toutes ces recherches ont été faites surtout par l'école de Levaditi et de Neufeld, dont les disciples ont essayé d'approfondir et d'analyser le mécanisme de l'action opsonique à des points de vue différents. Le rapport des opsonines aux vaccins, les conditions dans lesquelles peuvent être appliqués ces derniers, l'importance du temps dans le but d'éviter la phase négative, ressortent des expériences et du raisonnement théorique de

Wright lui-même d'autant plus que ces principes-là dif-
fèrent de principes de l'immunisation prophylactique
(vaccins prophylactiques) accepté par la bactériologie.

D'après le résumé de M. Konarzewska (*Gaz. heb.*, 1910)
les opsonines se trouvent constamment dans le sérum
sanguin, la diminution de leur quantité au cours d'une
maladie est produite par leur fixation sur les bactéries
infectantes. En injectant des doses thérapeutiques de
vaccins nous introduisons dans l'organisme des substances capables de fixer les opsonines restées libres et
nous réduisons ainsi leur quantité sur le moment.

Par cette action nous stimulons les cellules de l'organisme à une nouvelle défense, et en définitive, la
quantité des substances immunisantes s'accroît. Donc dès
l'injection, l'I. O. décroît pendant quelques temps, puis
atteint de nouveau le niveau qu'il présentait avant l'injection ; cette période est nommée par Wright la *phase
négative* (négativ phase) ; ensuite l'I. O. commence à
croître, atteint son maximum et décroît de nouveau
jusqu'au point où il était avant l'injection : c'est la
phase positive (positiv phase).

La durée de la phase négative varie de deux jours à
trois semaines. Les vaccinations suivantes donnent de
meilleurs résultats, quand elles sont faites pendant la
phase positive (leur but est de produire la sommation
des phases positives). L'apparition de la phase négative
après l'injection est d'une grande importance, et sa con-
naissance exacte dirige le choix de la dose et de l'époque de l'injection suivante. On a acquis la certitude
que pour des doses trop faibles la phase négative est

peu prononcée et disparaît rapidement, mais la phase positive est également très courte et d'une faible intensité. Par contre les fortes doses prolongent considérablement la phase négative, qui peut durer alors jusqu'à quelques semaines. Il serait donc interdit de faire des vaccinations nouvelles pendant la phase négative, puisque les deux phases négatives vont alors s'ajouter et l'injection ne pourra ainsi que nuire à l'organisme. De tout cela il résulte que l'administration du vaccin doit avoir lieu sous le contrôle de l'index. Mais dans la pratique cela devient souvent difficile et des observations ultérieures de Wright et de son école, il résulte que certaines infections n'en exigent point ainsi, par exemple : la vaccination dans la tuberculose et la blennorragie peut se passer de l'index (pourtant sa détermination serait à désirer) et être faite sous le seul contrôle clinique, néanmoins dans certains cas il est indispensable de chercher l'index.

LES PRINCIPES THÉORIQUES DE LA VACCINOTHÉRAPIE DE WRIGHT

Me fondant sur l'œuvre de Wright, *Studie of Immunisation*, 1909, je vais détailler les principes théoriques de la vaccinothérapie de Wright.

Cet auteur essaye avant tout d'établir les relations réciproques du sérum, des phagocytes et des bactéries, afin de prouver que ni le sérum seul ne peut détruire les microorganismes, ni les leucocytes ne sont capables de phagocytose à eux seuls et sans la participation du sérum ; pour synthétiser ainsi les deux théories d'Erlich et de Metchnikoff en une conception nouvelle, Wright s'appuie sur les expériences suivantes. Je renonce à donner ici les détails de sa technique qui ne diffère point en principe de celle décrite plus haut, sauf quelques modifications insignifiantes, telle que la mensuration plus exacte à l'aide de capillaires gradués, Il tient encore compte de la puissance phagocytaire des leucocytes employés à l'expérience. Cette puissance ne diminue guère durant quelques heures et décroît de moitié même des 2/3 au bout de trois jours.

Wright et Douglas, en comparant l'action du plasma et du sérum sur la phagocytose, n'ont remarqué aucune différence entre les deux. En mélangeant 3 parties de plasma avec 3 parties de leucocytes et une partie d'émulsion de staphycoloques, ils ont obtenu en moyenne par rapport à 20 leucocytes polynucléaires 35,1 bactéries englobées, le plasma étant remplacé par le sérum le chiffre est monté à 34,7. Dans une autre expérience les chiffres relatifs sont presque invariables.

L'influence même du sérum actif et du sérum chauffé préalablement à 60°-63° pendant dix à quinze minutes est précisée dans les expériences suivantes, où les chifres désignent la quantité moyenne des bactéries phagocytées par rapport à 20 polynucléaires.

Sérum actif 17,4 et 19,8 Inactivé 0,6 et 3,3
    —   18,5 et 16,0   —   0,5 et 1,8
    —   25,4 et 16,0   —   0 et 0
    —   15,7   —   0,2

Wright explique le faible degré de phagocytose obtenu en se servant du sérum inactivé dans les expériences 1, 2 et 4 non pas par la présence des bactériotropines, mais par l'insuffisance du lavage des globules, qui ont gardé quelques traces de sérum actif.

Les propriétés du sérum sont diminuées dans la même proportion indifféremment qu'il ait été dilué avec du sérum inactivé ou avec de l'eau salée physiologique.

Degré de dilution	Coeff. phagoc. Sérum dilué avec du sér. inactivé	Coeff. phag. Sérum dilué avec de l'eau salée
—	—	—
3 fois		34,2
6 »	27,4	27,2
12 »	23,1	30,5
24 »	20,6	24,8
48 »	5,0	4,9
96 »	—	0,8
192 »	—	0,6

Un sérum fut inactivé et mélangé ensuite avec les bactéries et les leucocytes. Une autre partie du même sérum fut additionnée de bactéries soumise à l'inactivation et mélangée avec les leucocytes. On compara leur action.

1) Sérum inactivé à 60° pendant quinze minutes — 3 parties $+$ 1 partie d'émulsion des staphylocoques $+$ 3 parties de globules ; l'index $=$ 3,4 et 3,35 par rapport à 20 polynucléaires.

2) 3 parties du sérum actif $+$ 1 partie d'émulsion de staphylocoques ont été placées à l'étuve, appelée par Wright *incubatrice*, pour quinze minutes, puis inactivées et refroidies; l'index $=$ 27,5 et 28,9 par rapport à 20 polynucléaires.

La même expérience faite avec le sérum d'un autre individu a donné 4,0 et 3,2 pour le sérum déjà inactivé puis mélangé avec les bactéries et leucocytes ; 33,0 et 36,0 pour le sérum chauffé après addition de bactéries et

opsonisation pendant quinze minutes à l'étuve. Le chauffage de l'émulsion bactérienne à 70° et même à 115° n'a
pas influencé d'une manière appréciable les résultats
de la phagocytose. Le pouvoir opsonique du sérum
baisse considérablement lorsqu'il est conservé même
hermétiquement clos et à l'abri de lumière. Au bout
de cinq à six jours il ne présente plus que la moitié
de sa valeur primitive. L'élévation de température inférieure à 50° ne diminue que très peu le pouvoir opsonique du sérum.

Index opsonique avant le chauffage du sérum 12,7.
    —   après dix minutes à 45°   13,1.
    —   —   à 50°   10,2.
    —   —   à 55°   5,7.

Suivant Wright les malades atteints d'acné, de furonculose et de sycosis présentent comme symptôme
caractéristique une décroissance du pouvoir phagocytaire de leur sérum vis-à-vis des staphylocoques pathogènes. Si on traite ces malades par des injections
des quantités convenables de cultures stérilisées de
staphylocoques, le pouvoir phagocytaire augmente
grâce à l'accroissement des opsonines dans le sang; les
leucocytes ne jouent ici aucun rôle, leurs caractères
ne changent guère. Voici une série d'expériences très
instructives à ce point de vue :

Un malade atteint de sycosis staphylococcique, qui fut
longtemps traité par des antiseptiques sans succès, guérit complètement après 3 doses progressivement croissantes du vaccin staphylococcique, en même temps a

augmenté son I. O. Au cours de la maladie l'l. O. était
à peine la moitié de celui d'un sujet bien portant. Voici
par exemple les évaluations de I. O. comparativement
à la normale :

1) Le sérum du malade + ses leucocytes + émulsion
de staphylocoques : I. O. = 25,7.

2) Le sérum du malade + leucocytes d'un individu
normal + émulsion de staphylocoques : I. O. = 28,2.

3) Sérum normal de l'individu + ses leucocytes +
émulsion de staphylocoques : I. O. = 13,0.

4) Sérum normal de l'individu + leucocytes du mal +
émulsion de staphylocoques : I. O. = 13,0.

Résumant les autres expériences de Wright concer-
nant la différence entre l'action du sérum actif et inactivé par rapport au bac. pestis. microc. melitensis *bac.
dysenteriœ Shiga-Kruze*, bact. coli com. *pneumococ-
cus Fraenkeli, b. typhi abd., vibr. cholerœ asiat., b. diph-
teriœ i b. xerosis.* Je rapporte des chiffres suivants :

	Coefficient phagocyt.
1. Sérum actif + leucocytes + émulsion de *b. pestis*	3,0 et 13,11
2. Sérum inactivé + leucocytes + émul- sion de *b. pestis*	6,7 et 22,1
3. Sérum actif d'un autre individu + *b. pestis*	5,3 et 19,6
4. Sérum inactivé d'un autre individu + *b. pestis*	1,4 et 8,4
5. Sérum actif + leucocytes + émulsion *micr. melit.*	26,9, 10,0 et 12,9
6. Sérum inactivé + leucocytes + émul-	

sion *micr. melit.* . . . . 9,2, 2,4 et 0,9.

7. Sérum actif + leucocytes + émulsion
de *b. dys. Shiga* . . . . 4,2, 5,4 et 3,2

8. Sérum inactivé + leucocytes + émulsion de *b. dys. Shiga* . . . . . 0, 0,1 et 0,2

Dans les quatre dernières expériences les deux derniers chiffres concernent le même individu.

	Coefficient phagocyt.
9. Sérum actif + leucocytes + émulsion de *bact. coli com.*	3,8 et 5,0
10. Sérum inactivé + leucocytes + émul-sion de *bact. coli com.*	0,75 et 0,76
11. Sérum actif + leucocytes + émulsion de *pneum. Fraenkeli*	16, et 6
12. Sérum inactivé + leucocytes + émul-sion de *pneum. Fraenkeli.* . . .	1,1 et 0,2
13. Sérum actif + leucocytes + émulsion de *bac. anthracis.*	2,4
14. Sérum inactivé + leucocytes + émul-sion de *bac. anthracis*	0
15. Sérum actif + leucocytes + émulsion de *vibr. coler. asiat.*	24,0 et 8,1
16. Sérum inactivé + leucocytes + émul-sion de *vibr. coler. asiat.*	26,2 et 0,8
17. Sérum actif + leucocytes + émulsion de *bac. typhi abdom.*	100,0 et 13,6
18. Sérum inactivé + leucocytes + émul-sion de *bac. typhi abdom.* . . .	31,8 et 7,2
19. Sérum actif + leucocytes + émulsion de *bac. diphteriæ.*	0,7. 8,0 et 4,0

20. Sérum inactivé + leucocytes + émul-
sion de *bac. diphteriæ* . . . . . .   4,1, 13,9 et 3,3
21. Sérum actif + leucocytes + émulsion
de *bac. xerosis*.
22. Sérum inactivé + leucocytes + émulsion de *bac. xerosis* . . . .   2,8 et 6,3

Du tableau rapporté ci-dessus il résulte que l'action opsonique du sérum n'est pas bornée exclusivement aux staphylocoques, mais qu'elle s'exerce aussi sur les autres bactéries citées. Parmi les bactéries pathogènes, seulement le bac.diphtérique et le *bac. xerosis* semblent être indifférents à l'action opsonique et bactéricide du sérum. En revanche le bacille typhique et le vibrion du choléra sont extraordinairement sensibles à l'action bactéricide, bactériolytique et opsonique des sérums humains normaux. Wright range le bact. coli et le *bac. dysenter.* parmi les bactéries qui sont sensibles à un certain degré à l'action bactéricide des sérums, mais hautement sensibles à l'action opsonique, enfin d'après lui, le staphylococcus pyogenes, *le bac. pestis. micr. melitensis* et dipl. pneumoniæ Fraenkeli sont indifférents à l'action bactéricide, mais très sensibles à l'action opsonique.

Suivant Wright, dans toutes les infections produites par le staphylocoque, l'index opsonique est plus faible que celui d'un homme normal, ce qui ressort nettement de ce tableau comprenant 20 cas d'infections staphylococciques.

4

1. Furonculose. . . 0,48	12. Furonculose. . . 0,38
2. Sycosis 0,49	13. Sycosis très intense 0,10
3. Acné 0,64	14. Acné 0,73
4. Furonculose. . . 0,87	15. Sycosis. 0,80
5. Acné 0,55	16. Acné 0,48
6. Acné 0,82	17. Sycosis 0,37
7. Furonculose . . . 0,79	18. Acné 0,60
8. Furonculose. . . 0,70	19. Infection staphyloc.
9. Acné et sycosis. . 0,74	des lèvres . . . 0,60
10. Furonculose. . . 0,87	20. Infect. sept. staphy-
11. Furonculose. . . 0,88	lococcique. . . 0,47

Les résultats favorables de l'immunisation active se traduisent toujours par un accroissement de la phagocytose, qui, de son côté, dépend des agents opsoniques du sérum. Déjà le sang de nouveau-nés contient des opsonines comme le montre Wright en faisant l'étude comparée du pouvoir opsonique du sérum sanguin du placenta et du sang de la mère vis-à-vis des staphylocoques.

Le sérum du sang de la mère — le coefficient phagocytaire : 15,1 et 12,66 ;

Le sérum du sang de l'enfant — le coefficient phagocytaire : 15,5 et 12,25.

Afin de mettre en évidence les relations existant, lors des inoculations bactériennes thérapeutiques (vaccins) entre la marche clinique de l'affection et la réaction immunisante de l'organisme, je résume ci-dessous quatre cas de Wright :

1° Dans le premier, il s'agit d'un étudiant atteint depuis quatre ans de furonculose répétée de la nuque, son I. O. = 0,6, l'index d'un sujet normal étant pris pour unité. Après quelques jours, l'index du malade varia de 0,7 à 1,1. L'administration du vaccin, obtenu par isolement des staphylocoques de l'abcès à la dose de 2.000 millions de bactéries, fut suivie le lendemain de la phase négative, c'est-à-dire d'une réduction de l'index à 0,4, ensuite l'index opsonique augmenta progressivement, le maximum de la phase positive se produisit le huitième jour (I. O. = 1,4). La revaccination pratiquée douze jours après avec la même dose de vaccin détermina au début une nouvelle phase négative (I. O. = 1,9). Guérison absolue après deux injections.

2° Sycosis très grave, causé par le staphylocoque citreus, il résista à tous les traitements antiseptiques pendant dix-sept mois (I. O. = 0,8 et 0,7) lors de l'injection d'une dose de 2.500 millions de bactéries En quatre jours I. O. subit un accroissement progressif jusqu'à 1,2 non précédé d'une phase négative. Après six jours, administration d'une dose double du même vaccin, le lendemain, phase négative, typique avec index opsonique réduit à 2,6. Guérison absolue huit jours après la seconde inoculation, quoique I. O. variât ensuite de 1,2 à 1,4.

3° Sycosis également très grave et rebelle jusque-là à tout traitement. Sa culture donna du staphylocoque doré à l'état de pureté ; 3 inoculations furent pratiquées les 2 premières à dix jours d'intervalle (à la dose de 5.000 millions), la troisième, le dix-huitième jour (à la dose de 7.500 millions), l'index augmenta après chaque injection, il fut de 1,2 après la première au lieu de 0,4

auparavant et 2,1 après la seconde. La guérison fut in-
complète, ce que Wright explique par l'alcoolisme du
sujet.

4) Abcès à la nuque ; I. O = 0,84. Administration
à un intervalle de trois jours de 2 injections de vaccin
staphylococcique monovalent à des doses de 2.500 et
2.000 millions. Le 5ᵉ et 11ᵉ jours : I. O. = 1,9, resp. —
1,95. Il n'y eut pas de phase négative. — Guérison
(rechute après quelque temps.)

J'aurais pu citer encore toute une série de faits encore plus démonstratifs sur l'application de la vaccinothérapie avec des résultats variables, en général favorables, pourtant je crois qu'il est indispensable de
compléter la théorie de cette question, discutée, en
citant les conclusions des disciples de Wright, sur la
spécificité des opsonines et les conditions de leur action (Bulloch, Western et Atkin).

Les opsonines se trouvent dans le sérum normal
mais elles disparaissent lorsque le sérum est mis en présence de bactéries. Ces dernières fixant les opsonines,
le mélange peut être chauffé à 60° centigrades sans atté-
nuation du pouvoir opsonique. D'après les auteurs ci-
dessus les opsonines ont une structure simple spéciale
et ne peuvent être identifiés avec aucun autre anticorps
du sang (fait constaté par d'autres auteurs).

Bulloch et Western, deux élèves de Wright, ont entre-
pris une série d'expériences, ayant pour but de déterminer si le sérum contient une seule substance qui opsonise
les diverses espèces bactériennes, ou bien s'il en existe
plusieurs, bref si les opsonines agissent spécifiquement

sur des bactéries hétérogènes. Afin de résoudre cette question ces auteurs ont employé deux méthodes. La première consistait à évaluer l'index opsonique dans le sérum vis-à-vis de deux espèces hétérogènes, par exemple le *staphylococcus aureus* et le *bac. pyocyaneus.* Une émulsion de l'un de ces microbes fut mélangée avec du sérum et séparée par centrifugation ; le liquide surnageant au-dessus du sédiment fut examiné au point de vue de ses propriétés opsoniques à l'égard de 2 espèces bactériennes en question. On agissait de même en employant l'autre culture. Une autre méthode consiste à évaluer quotidiennement chez un malade vacciné par une espèce déterminée l'index opsonique par rapport à une autre espèce. Voici plusieurs expériences à ce sujet :

Du sérum humain normal est mélangé à des volumes divers d'émulsion de *staphylococcus aureus*, après une heure d'étuve à 37°, l'on centrifuge le mélange et prélève à l'aide de pipettes le liquide clair A surmontant le sédiment. Une partie de ce liquide A est mise en présence d'une émulsion de b. pyocyanique, après centrifugation on a séparé le liquide clair « B » du sédiment.

								Coeffic. phagocyt.
1. Sérum normal dilué 1 : 2	+ staphyloc.	+ leucocyt.	=	22,9
2.	—	—	+ b. pyocyan.	+	—		=	4,7
3.	—	—	+	—	+	—	=	3,0
4. Liquide A	—	+ staphyloc.	+	—		=	0,5
5. Liquide B	—	+ b. pyocyan.	+	—		=	4,0
6. Liquide C	—	+	—	+	—		=	0,4

De cette expérience il résulte que le mélange d'un sérum avec des staphylocoques n'influe point sur l'index
phagocytaire de ce sérum vis-à-vis du b. pyocyan., les
opsonines du bac. pyocyan. sont totalement épuisées
lors de l'association du sérum aux bactéries respectives.
On obtient le même résultat après mélange successif
du sérum avec des staphylocoques et des bacilles tuberculeux. Les auteurs sus-mentionnés arrivent aux conclusions suivantes : L'addition de sérum humain normal
à une espèce microbienne donnée n'influe pas sur le
pouvoir opsonique de ce sérum vis-à-vis d'espèces mi-
crobiennes différentes ; de même la vaccination de
l'homme par la tuberculine détermine l'accroissement
des opsonines tuberculeuses, sans réagir sur les opsonines des staphylocoques et vice versa.

Je passe maintenant à la théorie de Wright sur l'application de vaccin dans les septicémies, à l'analyse critique de cette théorie et aux expériences la concer-
nant.

Le rôle des opsonines dans la vaccinothérapie et la
valeur thérapeutique des vaccins de Wright ont été l'ob-
jet ces temps derniers de critiques par trop sceptiques,
ou ont inspiré des hymnes pleines d'enthousiasme.
C'est pourquoi je juge nécessaire dans cet ouvrage d'é-
tudier objectivement les données statistiques fournies
par la littérature et mes expériences personnelles et
d'insister sur la valeur de la phase négative, considérée par Wright et son école comme la base de vaccinothérapie.

Les auteurs ne sont d'accord que sur un seul point :

on a invariablement obtenu des résultats favorables en traitant par des autovaccinations la furonculose et d'autres processus locaux, déterminés par le staphylocoque. Cette méthode a été également appliquée par Wechselmann et Michaelis.

Avant la vaccination l'index opsonique se montra toujours inférieur à la normale. Une première inoculation sous-cutanée de 50 millions de staphylocoques fut constamment suivie d'une phase négative de vingt-quatre heures, puis d'un accroissement rapide de l'I. O. Les deux vaccinations suivantes étaient pratiquées à huit jours d'intervalle aux doses respectives de 100 et 500 millions. Le résultat de ces vaccinations a été remarquablement favorable. D'après ces auteurs l'évaluation de l'index opsonique au cours du traitement ne saurait être de rigueur. La plupart des investigateurs en ont la même opinion.

D'après Jarvis, les vaccins gonococciques sont très utiles dans certains cas d'infection blennorragique, nous avons aussi obtenu des résultats favorables dans certains cas et nuls dans d'autres.

Quant à la tuberculose, l'administration de la tuberculine d'après les indications et les doses de Wright, donne des résultats favorables (voir les détails de mon livre *Vaccinothérapie*, 1913). Wright désigne par ce mot d'auto-inoculation, l'auto-immunisation spontanée ou artificielle déterminée par la pénétration des bactéries d'un foyer bactérien dans l'appareil circulatoire, sans introduction de vaccin de même espèce. Cet auteur conjointement avec Freeman a étudié sys-

tématiquement les variations opsoniques du sang sous
l'influence des mouvements actifs et passifs du corps,
du massage des articulations dans les arthrites blèn-
norragiques et tuberculeuses de la gymnastique respi-
ratoire dans la tuberculose pulmonaire ou des modifications de position du corps, enfin après hyperémie
provoquée par la méthode de Bier, les compresses chau-
des, le massage, la radiothérapie. Il soutient que tous
ces modes de traitement visent, en dehors de l'action
locale, l'auto-immunisation, soit en favorisant la pénétration des bactéries et de leurs produits dans l'appareil circulatoire, soit inversement par l'accumulation
des corps bactériotropes d'origine circulatoire, dans un
foyer local. Avec des idées si larges sur la vaccinothérapie, l'auto-immunisation et la contribution qu'y appor-
tent les différents procédés thérapeutiques et les réactions physiologiques, Wright a bien le droit de dire :

« Le médecin de l'avenir sera l'immunisateur par ex-
cellence. »

Comparant l'auto-inoculation à l'introduction artificielle de vaccin formé de bactéries mortes Wright donne
la préférence à ce dernier, remède innocent et strictement dosé, tandis que les microbes provenant du foyer
infectieux en évolution sont en nombre inconnu et inap-
préciable.

Notons que les théories de Wright ont été confirmées
par Shimodara ; d'après cet auteur la phagocytose et
les variations de l'index opsonique auraient une grande
importance dans le traitement par la méthode de Bier.
Shimodara est arrivé à cette opinion en étudiant les

opsonines, les agglutinines et les bactériolysines dans le sérum et dans les transsudats d'animaux traités par la méthode de Bier sous ses formes diverses et comparés à des animaux témoins.

Une opinion très répandue et fausse d'après Wright c'est que les doses du vaccin doivent constamment être augmentées au point même qu'il serait souhaitable de déterminer certains troubles une réaction violente, etc. Au contraire l'administration des petites doses s'est montrée tout à fait suffisante : ainsi par exemple dans la tuberculose on produit maximum d'anticorps par l'injection des doses minimes de tuberculine (1/1000, 1/600 de la novelle tuberculine T R), doses qui ne sont pas susceptibles de causer des troubles sensibles ; et inversement, Wright arrive à des résultats moins bons en administrant des doses plus grandes. D'après lui l'évaluation de l'index opsonique permet de déterminer si la dose appliquée n'a pas été trop forte, puisque la durée de la phase négative s'allonge après chaque vaccination dans ce cas. La réduction de la phase négative au profit de la positive permet de savoir si les quantités de vaccin administrées ont été appropriées.

Mais l'augmentation successive des doses est absolument inutile et Wright préconise dans la pratique, la règle suivante.

1° La dose est trop forte lorsque I. O. baisse après l'injection fortement au-dessous du taux antérieur et reste bas encore vingt-quatre heures après l'injection.

2° Dose trop petite : lorsque I. O. s'accroît rapidement dans les vingt-quatre heures qui suivent l'injection, et revient au niveau primitif huit-dix jours après l'injection.

3° Dose exacte : lorsque l'I. O. a baissé faiblement lors de l'injection, se trouve plus élevé qu'avant l'injection huit-dix jours plus tard.

Les corps bactériotropes naissent au point d'inoculation, c'est pourquoi cet endroit est à choisir avec soin dans tout traitement, en tenant compte de l'état clinique et de la localisation du foyer infectieux. Le principe général est que les corps bactériotropes produits puissent pénétrer au foyer localisé sans être préalablement dilués dans la masse totale du sang : évidemment ceci ne se réalise dans les processus extérieurs. Wright applique parfois dans des cas semblables une série d'injections circulaires, entourant le foyer. Les inoculations sont sous-cutanées et non intraveineuses. Wright définit de la manière suivante les deux règles générales de la vaccinothérapie : elle peut être appliquée :

1° Dans les cas où la puissance antibactérienne du sang du malade est inférieure à la normale, le traitement se proposerait alors d'augmenter la réaction immunisante de l'organisme vis-à-vis des germes en cause.

2° Dans les cas où la puissance bactérienne du sang est normale, mais où il faut stimuler, provoquer vers le foyer infectieux un afflux de leucocytes et de substances antibactériennes. De l'application simultanée de ces deux règles ou de l'une d'entre elles dépend le résultat thérapeutique.

La vaccinothérapie a trouvé jusqu'à présent sa prin-

cipale application dans les processus localisés tels que:
la furonculose, les sycosis, les staphylococcies diverses,
la cholécystite, les appendicites, cystites, pyélites, infections colibacillaires, les endométrites (vaccin colibacillaire si la maladie est causée par le bactérium coli),
la tuberculose (tuberculine) les endocardites, méningi-
tes, pleurésie, otites moyennes, arthrites (auto-vaccin).

Une question de première importance se pose au
point de vue pratique : doit-on faire usage du vaccin
dans les infections générales septiques ?

D'après mes observations personnelles, portant sur
l'emploi de vaccins polyvalents et d'autovaccins dans
les septicémies, je suis arrivé à cette conclusion que le
vaccin ne doit pas être administré dans ces cas.

En dehors des leçons tirées de la clinique, car je n'ai
obtenu aucun résultat favorable de l'application du
vaccin dans les septicémies *in sensu stricto*, et pour des
raisons théoriques et expérimentales je suis adversaire
déclaré de la vaccinothérapie dans ces cas.

Il est évident que la division des infections septiques
en pyohémies et septicémie est artificielle, l'étiologie
de ces deux formes morbides est commune.

Il faut opposer à la toxinhémie, c'est-à-dire à la présence dans la circulation non de bactéries mais de leur
toxines, la bactérihémie où les bactéries vivantes se
trouvent et pullulent dans le sang.

Leur présence produit des métastases. Cet état cor-
respond à la notion d'une septicémie générale, car les
microorganismes (le plus souvent le streptocoque, puis

le staphylo et pheumocoque, le bactérium commune, et le bacille pyocyanique, pullulent dans le sang même, ou se localisent aux points de moindre résistance (articulations, séreuses, reins, etc). Les septicémies peuvent

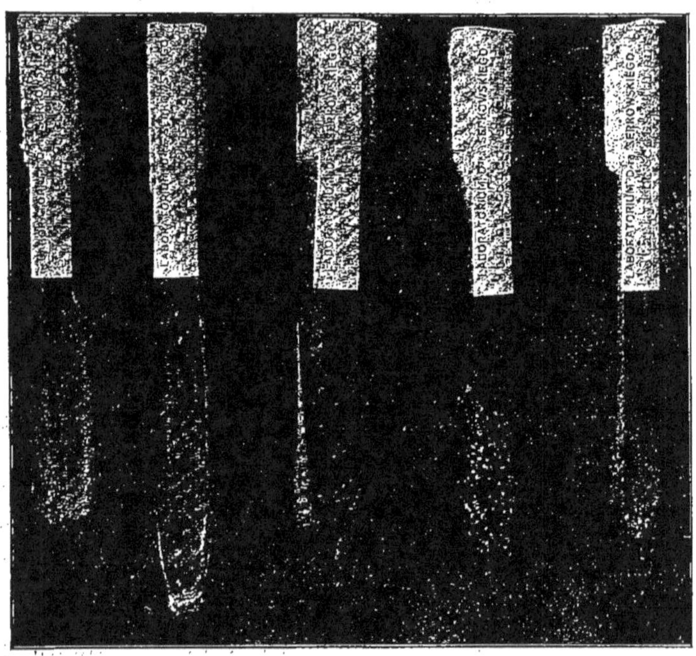

Fig. 6. — Cultures de staphylo et gonocoque, de bact. coli commune et de bacille tuberculeux.

être occasionnées par des microbes encapsulés comme *proteus capsulatus septicus, bac. icterogens capsulatus* (cas de Banti).

La bactériolyse a lieu dans le sang normal non immunisé ainsi que dans le sang immunisé artificiellement ou auto-immunisé. La seule différence c'est que dans l'organisme immunisé cette bactériolyse est rapide et ne permet pas la multiplication des bactéries, tandis que chez un homme ou animal non immunisé, en dehors de la bactériolyse, nous assistons à une multiplication progressive des bactéries, et à une accumulation d'endotoxines, qui lorsqu'elles dépassent un certain taux peuvent entraîner la mort. Or, les corps bactériens, introduits dans l'organisme avec les vaccins ne sont-ils pas des endotoxines ? C'est pour cette raison que dans les cas de septicémie (au sens propre du mot), lorsque ce processus morbide n'est pas bien délimité, mais où au contraire il se fait des métastases *en locis minoris resistentiæ*, accompagnées d'hyperthermie élevée ou bien d'hypothermie avec faiblesse du pouls dans ces cas, dis-je, elle ne se fonde sur rien et peut même provoquer la mort. Après une longue expérimentation je prétends même que la vaccinothérapie est contre-indiquée davantage encore dans les cas si fréquents, où apparaissent simultanément des lésions infectieuses des reins.

Toute différente est l'opinion de Wright, qui ne parle pas de la possibilité d'une accumulation excessive des endotoxines, mais qui se base surtout sur le fait, que les corps bactériotropes naissent uniquement au lieu d'injection. Voici ce qu'il dit :

« En discutant sur la possibilité et le but de l'application de vaccins bactériens chez les malades atteints de septicémie ou d'un état septique, où par l'étude des auto-inoculations spontanées, nous nous formons *à priori* cette opinion que les produits bactériens circulent déjà

dans le sang infecté, et que, par conséquent, l'introduction de nouveaux éléments bactériens ne peut que faire
empirer l'état du malade. A cette objection on peut
donner deux réponses d'un côté : montrer des résultats
favorables obtenus dans les cas où l'on a administré le
vaccin bactérien au cours de septicémie, et de l'autre
on peut démontrer que l'injection de vaccin dans de
pareils cas n'est pas aussi absurde qu'elle paraît à première vue.

« Si j'ai raison dans mes suppositions, dit Wright
plus loin, les corps bactériotropes se forment dans les
tissus au lieu d'injection ; les conditions d'immunisation sont plus favorables lors de l'introduction directe dans le tissu. Dans ce cas le vaccin se trouve à
l'état concentré, tandis que, introduit dans le sang, il
est dilué par toute sa masse et l'on arrive à supposer,
ce qui n'est pas du tout absurde, que l'introduction des
vaccins bactériens peut faire empirer l'état causé par
l'intoxication. A cette objection, on peut répondre,
que l'action toxique locale après l'injection sous-cutanée
de vaccin et l'apparition locale des corps bactériotropes
ne peuvent être compris, sans l'hypothèse, que les corps
toxiques sont arrêtés dans les tissus. On obtient par
conséquent un effet toxique beaucoup plus faible après
injection d'une certaine dose de vaccin dans les tissus,
que par introduction d'une dose égale dans le système
circulatoire. »

Voilà ce que dit Wright, mais à l'appui de sa thèse
il ne peut pas citer d'expériences personnelles. Au
contraire son raisonnement sur l'accumulation locale

de substances toxiques et la conclusion qui le suit sur
l'intérêt qu'il y a à appliquer la vaccinothérapie dans
les septicémies sont d'après ma conviction personnelle
en désaccord avec l'état actuel de la science bactériolytique.

Dans un de ses derniers ouvrages Wright exprime
une opinion beaucoup plus modérée. « Si, au cours
d'une septicémie, l'organisme montre une réaction défensive suffisante, la meilleure tactique est de s'abstenir
de toute injection, et dans ces cas l'expectative est indiquée ; si cependant dans les septicémies la réaction
défensive est minime ou nulle il faut essayer la vaccination bactérienne, afin de provoquer une réaction immunisante artificielle. »

Les principes de la vaccinothérapie en général et de
son application dans les états septiques ont été exposés
dans les travaux d'Adami (1910) partisan déclaré de
Wright et propagateur de ses idées en Amérique, plus
clairement même que chez l'auteur lui-même. D'après
Adami les principes de l'application de la vaccinothérapie sont les suivants :

« Il faut se rappeler avant tout », dit-il, « que l'infection bactérienne fût d'abord un processus local et que
dans la généralisation ultérieure des bactéries du foyer
initial et même dans l'apparition d'une septicémie il est
toujours des tissus où les bactéries pénètrent de préférence, y trouvant des conditions favorables à leur développement.

Prenons comme exemple une endocardite maligne à
streptocoques. L'envahissement de la surface interne

du cœur indique la présence du streptocoque dans le
sang, et en effet il est facile d'obtenir dans ces cas des
cultures de ce germe en partant du sang. Malgré cela
combien il est rare de trouver dans ces conditions un
foyer streptococcique dans la rate, quoiqu'il soit certain que le streptocoque y pénètre également ; étant
donné le mode même de la circulation splénique, il en
résulte que les bactéries du sang y sont filtrées et arrêtées.
Il faut donc conclure que le tissu de la rate détruit
d'une façon intense et sans exception toutes les bactéries qui y ont pénétré. On peut en dire autant de beaucoup d'autres importants tissus de l'organisme : Combien il est rare de trouver des foyers bactériens au cours
d'une bactérinhémie dans le tissu osseux, musculaire,
dans le foie, le système nerveux central malgré la fi-
nesse du réseau capillaire qui est telle que les bactéries
y circulant doivent être forcément arrêtées.

En général, d'après Adami, chez les animaux normaux
les bactéries introduites dans l'organisme sont tuées
mais non sous l'influence du sang. Si l'on extirpe le
cœur, qu'on empêche le sang de coaguler, et qu'on in-
troduise dans un des ventricules des bactéries, on cons-
tate que la plupart ne subissent aucune modification
et même ne sont pas englobées par les leucocytes. Les
cellules des tissus fixes ont également une faible action
destructive sur les bactéries, à l'exception de celles des
ganglions lymphatiques et peut-être du foie.

Adami considère qu'une des notions fondamentales
sur lesquelles s'appuie la théorie des vaccins est le
fait que l'infection bactérienne commence toujours par

un processus local et que la majorité des tissus de l'organisme est douée d'une résistance faible et même nulle vis-à-vis d'un grand nombre de bactéries.

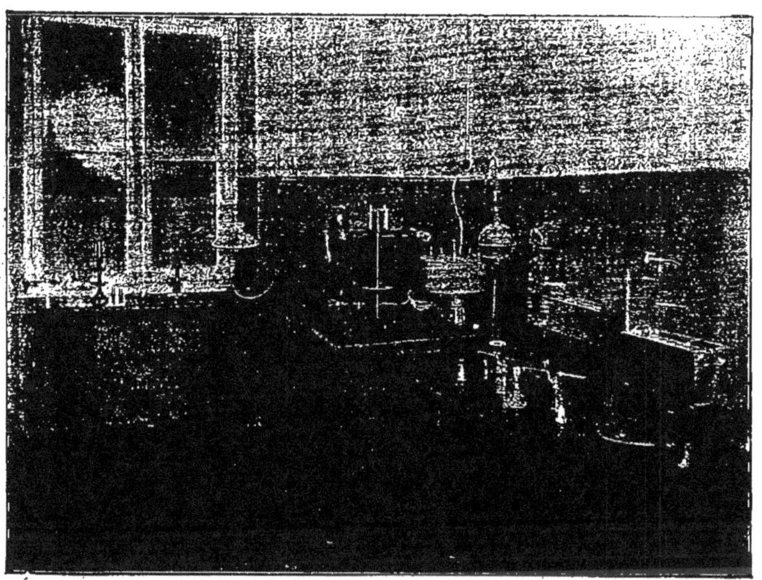

Fig. 7. — Section de vaccins de mon laboratoire,

Un autre principe important pour l'application pratique de la vaccinothérapie est que la formation d'un foyer et la multiplication des bactéries dans un tissu quelconque indiquent forcément que la résistance locale est insuffisante. On peut donc supposer que la mort des bactéries ou l'arrêt de leur multiplication seront produits non par une augmentation du pouvoir bactéricide du tissu contaminé, mais par les secours organiques arrivant d'une autre région (afflux de leuco-

cytes au foyer infectieux produit par la méthode de
Bier) ce qui est confirmé par les travaux de Heltoen
et Karlson ; ces auteurs ont montré que les substances
bactéricides sont produites par les tissus et non par le
sang de même que l'immunité spontanée, c'est-à-dire
non spécifique, n'est pas d'origine humorale mais cellu-

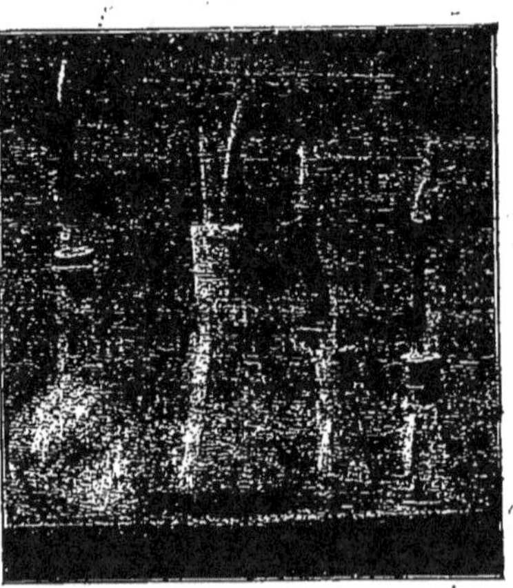

Fig. 8. — Flacons de Roux de grandeurs différentes
pour cultures bactériennes.

laire. Si un sang animal, débarrassé rapidement des
toxines qu'il contenait, est injecté à un animal de même
espèce, ce dernier ne produit pas de lysine ; les toxines
isolées de leur propre sang, mais alimentées par le sang
d'un troisième animal, continuent à former des corps
immunisants. En dehors de ces deux principes fonda-
mentaux la vaccinothérapie doit être guidée encore par
les principes suivants :

D'abord la question de dose. La possibilité de me-

surer l'intensité de la réaction qui suit l'injection, indiquée par Wright, est très importante, mais d'après
Adami le fait démontré par Wright que les meilleurs
résultats sont obtenus par l'administration de doses si

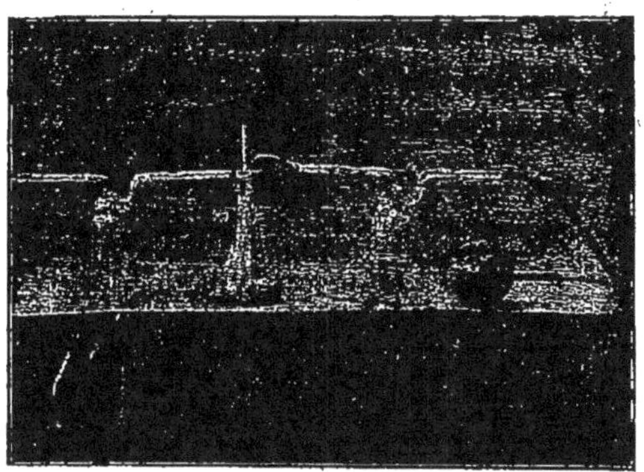

Fig. 9. — Rinçoirs pour émulger des bactéries.

faibles qu'elles ne puissent produire immédiatement
après l'injection d'effet clinique appréciable a plus d'intérêt que la détermination de l'index opsonique. Il est
donc admis que les petites doses doivent être préférées
aux fortes. Les résultats les plus certains sont obtenus
par l'emploi des cultures tuées de même espèce que
celle qui a provoqué l'infection. On peut obtenir ces
cultures en partant de l'organisme malade.

Il faut toujours avoir présent à l'esprit ce fait que la
gravité des symptômes cliniques est la traduction de la
disproportion qui existe entre la résistance de l'organisme et la virulence microbienne, c'est-à-dire que la
gravité de symptômes peut exister aussi bien dans le

cas où la resistance de l'organisme et la virulence des microbes sont très élevées, que dans le cas où l'une et l'autre sont très faibles.

Les cas où la virulence des bactéries spécifiques est intense avec une résistance de l'organisme faible doivent être considérés comme désespérés. L'application du vaccin aboutirait non à la production d'une réaction du côté des tissus, qui ne sont plus ni sensibles, ni capables d'être stimulés, mais à l'accumulation du matériel toxique dans le sang qui attirerait par conséquent la mort.

La plupart des infections peuvent être rangées en deux catégories : la première, où la multiplication bactérienne est accompagnée d'une température élevée ; la deuxième, où cette multiplication est apyrétique ou s'accompagne d'une fièvre de courte durée.

L'absence de température prouve que la multiplication des bactéries se fait dans une région limitée, que le processus est en foyer et que les tissus voisins jouent un rôle de barrière ne permettant pas le passage de la lymphe dans le foyer, ni la filtration des produits bactériens, ce qui entraînerait une réaction générale. Il pourrait paraître à première vue superflu d'employer le vaccin dans ces cas, cependant, malgré leur localisation, les bactéries peuvent provoquer des symptômes généraux. L'inoculation vaccinale provoque dans ces cas une hyperproduction tellement considérable d'anticorps resp. de bactériolysines qu'elle participe à la destruction des bactéries à travers le tissu (Adami).

La question est toute différente dans les cas avec température élevée, témoignant que les produits microbiens se répandent du foyer initial dans l'organisme. Dans ces cas il ne faut pas oublier que, le plus souvent, la mort arrive non seulement par épuisement des tissus, mais surtout par l'action des toxines sur le systèmener-

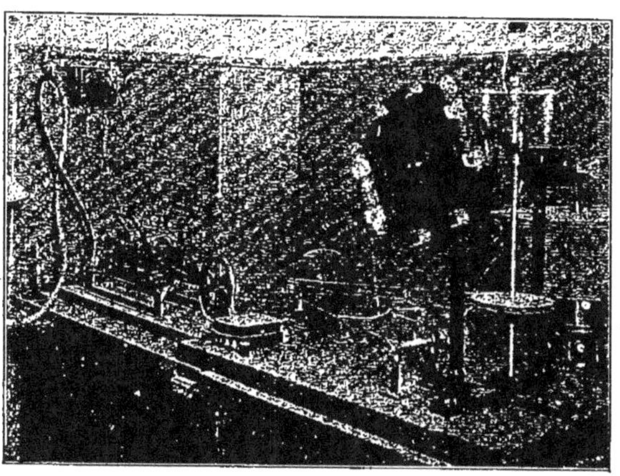

Fig 10. — Agitateurs à traîneaux et circulaires
centrifuges électriques.

veux ; l'absence de réaction du côté des tissus se traduit par l'augmentation et non par la baisse de la température. Le vaccin est contre-indiqué, si la température est très élevée, quoiqu'il soit possible d'observer une légère baisse, d'ailleurs de courte durée (immédiatement après l'injection la température monte). Il faut également considérer le vaccin comme nuisible, si la température est très basse, si le pouls et la respiration faiblissent. Dans les cas où la température est peu élevée, mais sans excès, la vaccinothérapie peut rendre à coup sûr des services

aussi bien en aidant l'organisme à combattre les bactéries dans le sens spécifique du mot, qu'en augmentant
légèrement la température. Adami, en terminant son
travail, dit que la vaccinothérapie ne peut être efficace
que maniée par un spécialiste expérimenté.

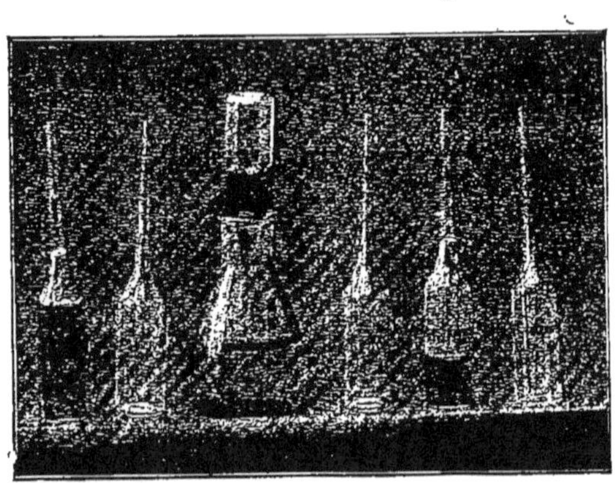

Fig. 11. — Ampoules contenant le vaccin.

La vaccinothérapie dans les infections générales
trouva au cours de l'année dernière son adversaire dans
Georg Wolfson qui dit : « En résumant, dans les bacté-
rinhémies généralisées, je juge la vaccinothérapie d'être
inutile et même nocive. De là s'ensuit sa contre-indi-
cation. » D'après Wolfson, si nous considérons la vaccinothérapie comme utile dans la bactérinhémie il n'en est
pas moins qu'elle peut devenir nuisible. D'abord le
matériel qu'on injecte ne saurait être considéré comme
un corps chimique susceptible d'être dosé, il s'agit de
bactéries tuées, c'est-à-dire d'éléments dont les différen-
ces individuelles peuvent être grandes.

La dose bactérienne qui ne produit chez un homme aucune réaction peut provoquer chez les mêmes individus une réaction violente, si les bactéries proviennent d'une autre culture. D'autre part les différents organismes humains ne sont pas également sensibles et quelquefois la réaction pourrait devenir trop intense : Il faut prendre en considération ce fait en injectant des cadavres bactériens aux malades, dont l'organisme fourmille déjà des bactéries et de leurs produits.

A propos de la nature et des principes de la vaccinothérapie, je crois utile de citer quelques faits tirés du travail de Süpfle, qui démontre l'analogie entre la vaccination variolique et la vaccinothérapie. L'introduction dans l'organisme des germes varioliques provoque comme conséquence l'apparition d'immunisines, qui ont un caractère lytique. Des lysines liquéfiant les corps des bactéries mettent en liberté les endotoxines (mais non des antitoxines).

A ce point de vue la nature de l'immunisation apparaît comme une faculté acquise par l'organisme de liquéfier les corps bactériens et de libérer leurs endotoxines ; il faut avoir toujours présent à l'esprit ce fait, lorsqu'on emploie les vaccins dans les infections aiguës septiques accompagnées d'une grande accumulation d'endotoxines dans l'organisme.

Avant de passer à mes expériences personnelles, je dois consacrer quelques mots à ce qu'on appelle la *phase négative* ; cela est d'autant plus important que cette phase d'après Wright (voyez plus haut) doit nous guider dans le choix des intervalles séparant les injections.

Il est des faits qui confirment les conclusions de Wright qui résume la loi de la phase négative en disant : « La loi de la phase négative règle la production des substances antitropes en général.»

Ainsi en utilisant les diverses méthodes d'immunisation Dungern, Jégerseni, Madsen, Brieger et Ehrlich ont remarqué, précédant l'augmentation des lysines, leur diminution immédiatement après l'injection.

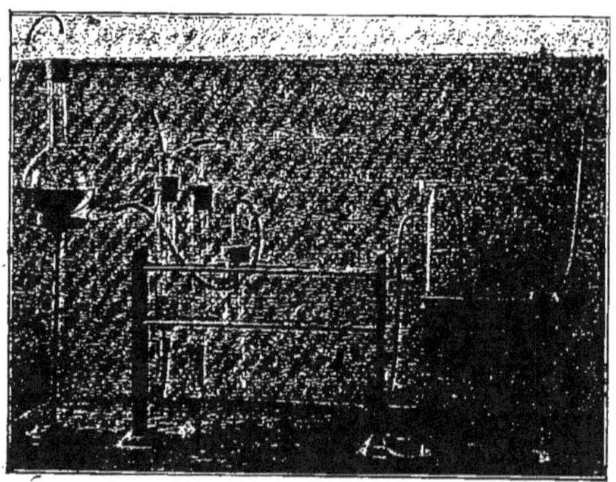

Fig. 12. — Versement de vaccins à l'aide de récipients, bain-marie avec thermorégulateur.

D'autres expérimentateurs comme Talqust, R. Pfeiffer et Friedberger n'ont pas observé ce fait : ces derniers auteurs ont fait une série de recherches *in vivo* afin d'établir si dans l'immunisation active on peut considérer la phase négative comme correspondant à une augmentation de la sensibilité d'un individu immunisé. A des intervalles variables après l'injection du vaccin, une heure et demie, trois, quatre, sept, vingt-quatre heures ils inoculaient des produits septiques et comparaient les résultats obtenus avec des animaux non immunisés.

Ces expérimentateurs constatèrent que rapidement et sans période négative apparaissent les signes d'une résistance accrue. En employant des quantités énormes de vaccin, dans les six heures qui suivent l'injection il n'y a pas accroissement de la résistance, mais après neuf heures et demie celle-ci apparaît nettement. Pfeiffer et Friedberg considèrent la crainte de la phase négative comme non fondée et beaucoup trop exagérée. Il est évident que pour le moment ces conclusions doivent être admises sous réserve, car Wright détermina la phase négative en se basant sur l'index opsonique, et les expérimentateurs en question faisaient leurs expériences *in vivo*. La différence entre les deux méthodes est très importante.

Suivant l'opinion déjà citée de Wright, les vaccins antistreptococciques peuvent être appliqués dans un but thérapeutique à toutes les infections produites par le streptocoque même à la septicémie. Cet auteur donne (*Stud. of Immun.*, 1909, 359) quelques exemples.

Ses observations sont très caractéristiques et jettent une lumière fort douteuse sur le rôle de la vaccinothérapie dans les infections généralisées, car souvent la chute de la température pouvait très bien être indépendante de quelques injections du vaccin pratiquées, et le plus souvent l'emploi énergique du vaccin n'a pas permis d'enrayer l'affection, quelquefois même il a hâté la mort. Il est d'autant plus permis de regarder avec scep-

ticisme les observations citées par Wright, que quelques-
unes se sont accompagnées de variations du titre agglutinant du sérum des malades, qui seraient parallèles
à l'accroissement et à la diminution de l'index opsonique, ainsi qu'à la température. On peut citer des faits
prouvant que ce parallélisme n'existe pas.

Exemple I se rapporte à un malade atteint de fièvre
de Malte de longue durée. La culture de microc. melitensis en partant du sang du malade n'a pas été obtenue. Une culture stérilisée de *micrococcus melitensis*
servit à la préparation d'un vaccin (mais ni autovaccin
ni vaccin polyvalent).

Après les deux premières injections, on vérifia l'action
du vaccin, en déterminant les propriétés agglutinantes
du sérum du malade, le titre monta à la suite de cette
thérapeutique de 40 à 150 ! L'index opsonique fut cal-
culé seulement dans la deuxième moitié de la maladie !
Cet I. O. montait parallèlement au titre agglutinant le
sixième jour après chaque injection. Après la chute de
la température jusqu'à la normale, l'I. O. n'a plus été déterminé, ainsi qu'au début de la maladie. Pendant toute
la durée de la maladie, qui fut de deux mois le vaccin
fut employé 4 fois. Wright ne dit pas, si un autre traitement fut mis en œuvre (v. *Studie of Immunisation*,
1909, p. 359).

Exemple II caractérise, plus nettement encore, la di-
vergence entre la théorie de Wright et sa pratique.
Avant de décrire ce cas je rappelle qu'il faut avoir bien
soin d'éviter les phases négatives et de choisir les doses
appropriées de vaccin suivant la valeur d'I. O. Dans

le cas suivant aucune de ces conditions ne fut remplie, mais la malade guérit quand même. La façon d'administrer le vaccin était tout à fait contraire à celle que préconise Wright.

Il s'agit d'une jeune fille atteinte d'angine aiguë, accompagnée de gonflement du cou. Au bout de trois semaines la température descendit et le gonflement disparut, mais apparurent les signes d'une endocardite infectieuse. La malade fut traitée pendant huit jours de suite par le sérum antistreptococcique ; après quatre et quatorze jours on renouvela les injections de sérum. La température oscillait entre 38°3 et 38°9. Après la dernière injection de sérum, la température s'abaissa jusqu'à 37°4, 37°2 et après une nouvelle ascension à 38°9, la courbe revint définitivement à la normale. Un observateur non prévenu dirait, que c'est là un exemple typique de l'action du sérum spécifique. L'avis de Wright est différent. Le lendemain de la dernière injection de vaccin, c'est-à-dire pendant la période de la chute progressive de la température, il vérifia l'index opsonique, qui était égal à 0,4, il injecta le vaccin et l'inoculait tous les jours, ou bien à quelques jours d'intervalle en quantités variant de 5 à 12 millions pendant la période de lysis de la température sans tenir compte du coefficient phagocytaire, aussi bien quand ce dernier fut faible (0,6), que lorsqu'il était fort (2,0) et même lorsqu'il était normal (1,0). Les chiffres et le tracé de la courbe parlent mieux que le texte de Wright, qui est en désaccord complet avec la courbe, il n'explique guère pourquoi on injectait le vaccin chaque jour (courbes du 1er et 2 mars) et pendant la période où l'index était au maximum, pourquoi l'I. O. augmentait sans phase négative (21 et 22 février) n'influant pas du tout sur la température (courbe du 21 et 22 mars). J'omets complètement le troisième exemple, car on n'a pas trouvé de streptocoques dans le sang et qu'il ne s'agissait guère d'une infection généralisée, la chute de la température et la guérison sous l'influence de l'autovaccin (suppurations cutanées multiples) s'expliquent comme dans la furonculose.

J'ai constaté personnellement le bon effet d'autovaccin dans un cas analogue avec suppurations multiples.

L'exemple IV. — Cas non douteux d'infection générale streptococcique chez une malade âgée de 35 ans ; il est instructif puisqu'il détruit toutes les données théoriques de Wright. On administrait soit de petites doses d'autovaccin, à de courts intervalles, soit des fortes doses très espacées ; l'injection n'était pas réglée par la variation de l'index opsonique (l'I. O. montait en dehors d'injections, par exemple le 26 septembre, le 1er octobre) ; ou bien on faisait une injection pendant l'accroissement de l'index (le 3 septembre), ou encore on injectait chaque jour depuis le 18 jusqu'au 22 septembre, ce qui est contraire à la théorie de Wright.

L'autovaccination n'a eu aucun effet sur la température. La malade a succombé au moment où son I. O. était presque normal.

Un résultat également négatif fut obtenu par l'autovaccinothérapie dans le cas suivant :

(Endocardite streptococcique, l'autovaccin est resté sans aucune action sur le cours de la maladie (administration de 5 à 10 millions, que l'index opsonique soit faible ou élevé) et le malade est mort.)

Les deux malades n'ont pas été traités par la sérothérapie, contrairement aux opinions actuellement admises, dans le troisième exemple l'application de sérum spécifique a donné un résultat positif.

Les descriptions des affections que je viens de citer et leur vaccinothérapie parlent clairement pour qu'elle permette de prolonger encore des essais infructueux et d'employer les vaccins à la place du sérum correspondant. J'ai observé chez nous également des cas d'infections générales traités de cette façon, malgré mes objections, qui se sont terminées par la mort. C'est la sérothérapie qui était indiquée. Je crois qu'il est utile de citer ici l'opinion de George Wolfsohn. Wolfsohn conseille de regarder avec défiance les cas, où la guérison d'une streptococcie générale est atribuée à l'action des streptocoques tués. Cet auteur dit : « On peut toutefois se servir de la vaccinothérapie dans des infections streptococciques, mais exclusivement en cas de foyers plus ou moins localisés, où une erreur éventuelle de dosage ne va sûrement pas amener de dommage sérieux. Des cas pareils sont par exemple des phlegmons, des lymphangites, des périmétrites. » *Handbuch d. sérumth.*, 1910, page 279.

Comme première dose on recommande 5 à 10 millions de microcoques.

Sauf quelques exceptions, les infections streptococciques, comme les diphtériques, appartiennent au groupe des infections aiguës, à marche rapide, on a donc re-

cours dans ces cas plutôt à l'immunisation passive, où
on introduit dans l'organisme des réactifs déjà tout
préparés, et où on n'exige pas par conséquent de l'organisme leur fabrication, comme cela est fait dans l'immunisation active.

Il est bon de rappeler ici, que dans les infections
puerpérales à streptocoque, Hamim applique un traitement mixte, c'est-à-dire l'autovaccin sensibilisé par le
sérum spécifique. Il est donc prouvé que la vaccinothérapie donne des résultats efficaces dans les processus
localisés. Ce fait fut constaté par Wright, qui en cas de
processus tuberculeux généralisés recommande avant
tout de tâcher d'amener l'infection à un foyer localisé
et seulement alors de faire des injections de quantités
justes de tuberculine, en respectant les intervalles de
temps convenables. Et lorsque le coefficient phagocytaire
aura augmenté, de régler les interventions et les mouvements du malade, de façon à accroître progressivement
l'afflux au foyer localisé des anticorps bactériens produits.

Wright dans sa théorie range les vaccins tuberculeux,
c'est-à-dire la tuberculine dans le groupe de substances qui provoquent l'apparition dans l'organisme des
éléments tuberculotropes. Ce phénomène se déroule
d'après Wright de la façon suivante : l'inoculation du
vaccin provoque la fixation des corps bactériotropes
préexistants déjà dans l'organisme sur les corps bactériens introduits. La diminution de ces premiers excite
l'activité des cellules de l'organisme ; il se fait ainsi
une hyperproduction de substances bactériotropes. L'in-

jection du vaccin est suivie d'une phase négative, ca-
ractérisée par une diminution des corps immunisants ;
pendant la phase positive qui survient ensuite, les corps
immunisants augmentent de nouveau. Si la dose est
faible la phase négative est de courte durée, elle peut
même passer inaperçue. La phase positive est alors
relativement peu accusée. Après une dose trop forte
la phase négative est prolongée aux dépens de la phase
positive. » Ce fait doit être pris en considération d'après
Wright en prescrivant les doses de tuberculine, afin
d'éviter des doses trop fortes, qui pourraient devenir
nuisibles. Suivant l'époque de l'inoculation et suivant
la dose, il est possible d'obtenir un effet aussi bien positif que négatif ; le choix convenable de la dose et du
temps qui doit séparer les inoculations n'est possible
d'après Wright, qu'en se guidant sur l'index opsonique.
Ce dernier chez les malades avec foyer localisé est faible en moyenne 0,6 à 0,06 oscillant entre 0,13 à 0,85.
Chez les tuberculeux avec troubles généraux les oscillations sont plus grandes et l'index est plus fort. Wright
applique cette notion au diagnostic. Si dans toute une
série d'index opsoniques déterminés, le pouvoir opsonique à l'égard des bacilles tuberculeux est au-dessous
de la normale et qu'il s'agisse de foyers localisés, on
peut les considérer comme étant de nature tuberculeuse.
Si au contraire l'index tuberculeux reste constamment
normal le diagnostic de tuberculose doit être selon
toute probabilité éliminé.

Enfin les grandes oscillations de l'index opsonique
indiquent une tuberculose active. Une seule détermi-

nation de l'index suffit quelquefois à faire le diagnostic. D'après Wright, 1) index opsonique très faible est un signe de tuberculose localisée ou bien, s'il y a des troubles généraux, de tuberculose progressant activement, 2) un index extrêmement élevé fait penser à la tuberculose miliaire. Si le pouvoir opsonique du sérum est normal ou voisin de la normale, il n'est pas possible d'affirmer, mais aussi d'éliminer le diagnostic de tuberculose, sans avoir fait un contrôle simultané avec le sérum chauffé à 60°.

Ce contrôle consiste à rechercher des corps nommés excitants, il est basé sur les faits suivants :

Si le sérum, porté à 60° pendant dix minutes, a conservé sa propriété phagocytaire, il faut penser que dans l'organisme se sont formées des substances excitantes, soit grâce à l'auto-inoculation, soit grâce aux agents artificiels (vaccin tuberculeux par exemple).

Ces faits sont mis en évidence dans le tableau suivant.

I

Origine du sérum	Sérum non chauffé		Sérum inactivé	
	Nombre de bactéries phagocytées divisé par le nombre de leucocytes examinés	Index tuberculo-opsonique	Nombre de bactéries phagocytées divisé par le nombre de leucocytes examinés	Index tuberculo-opsonique
1. Individu normal...	$104/40 = 2,6$		$13/40 = 0,32$	0,125
2. Individu normal...	$96/40 = 2,4$		$8/40 = 0,2$	0,08
3. Sérum mixte provenant de 6 individus normaux..	$247/36 = 6,8$		$30/50 = 0,6$	0,09
4. Adolescent bien portant.........	$250/39 = 6,4$		$15/40 = 0,4$	0,06
5. Adolescent bien portant.........	$214/30 = 7,0$	Unité	$19/40 = 0,47$	0,06
6. Sérum mixte de 8 individus normaux.	$60/50 = 1,2$		$2/20 = 0,1$	0,08
7. Individu normal...	$55/40 = 1,4$		$0/40 = 0$	0,00
8. Sérum mixte de 6 individus normaux.	$132/30 = 4,4$		$3/30 = 0,1$	0,1

II

Forme d'infection	Sérum non chauffé		Sérum inactivé	
	Coefficient phagocytaire	Index tuberculoopsonique	Coefficient phagocytaire	Index tuberculoopsonique
1. Tuberculose du fémur.............	—	1,5	—	0,4
2. Phtisie...........	125/20 = 6,2	1,4	113/30 = 3,7	0,8
3. Phtisie..........	132/30 = 5,0	1,2	96/30 = 3,3	0,72
4. Phtisie..........	98/30 = 3,3	1,0	20/65 = 0,3	0,1
5. Péritonite tub.....	141/30 = 4,8	1,4	103/30 = 3,4	1,0
6. Péritonite tub....	152/30 = 4,7	1,4	16/50 = 0,3	0,09
7. Phtisie pulm. et tuberc. gangl...	113/40 = 2,8	1,1	79/50 = 1,6	0,6
8. Tuberc. du fémur.	110/20 = 3,6	1,0	85/30 = 2,8	0,8
9. Tuberc. rénale....	—	1,7	26/30 = 0,8	0,4
10. Lupus (traité par la tuberculine)..	34/10 = 3,4	0,7	49/30 = 1,6	0,33
11. Ulcération tub. du membre infér...	249/40 = 6,2	1,2	119/40 = 3,7	0,7
12. Tubercul. rénale.	68/40 = 1,7	1,5	71/40 = 1,9	1,7
13. Tuberculose ganglion.(traitée par la tuberculine)..	59/40 = 1,5	1,4	36/40 = 1,9	0,8
14. Cystite tubercul. (traitée par la tuberculine)......	97/50 = 2,0	—	43/30 = 1,4	—
15. Phtisie...........	—	—	26/30 = 0,8	—
16. Phtisie...........	—	—	9/5 = 1,8	—

Le tableau suivant prouve que dans le cas du sérum chauffé les substances excitant la phagocytose ne se trouvent que si les malades sont atteints de tuberculose active généralisée et s'ils sont traités par la tuberculine. Un résultat semblable fut obtenu avec le sérum de malades chez lesquels l'existence de tuberculose diagnostiquée par l'épreuve du sérum inactivé (qui vient d'être décrite) fut vérifiée à l'autopsie.

Très importantes, mais non suffisamment motivées par les expériences, sont les conclusions de Wright à savoir : que dans les cas de tuberculose grave la phase négative apparaît après des doses plus faibles et dure plus longtemps que dans la tuberculose atténuée ; il cite 5 observations à l'appui de cette opinion.

III

Date	Index tuberculo-opsonique	Symptômes cliniques
	I. — *Choroïdite tuberculeuse*	
26. IV. 1905	0,9	
	Inj. de 5 mgr. d'ancienne tuberculine	
28. IV. 1905	0,29	Réact. générale
29. IV. 1905	0,95	1ʰ36. 75° C.
	II. — *Lupus érythémateux*	
12. I. 1905	0,73	
	Inj. d'un mgr. d'ancienne tuberculine	
13. I. 1905	0,85	Absence de réact. locale
17. I. 1905	1,6	et générale.
26. I. 1905	0,5	Pas d'augment do températ
	III. — *Lupus érythémateux*	
10. IV. 1905	0,66	
	Inj. de 5 mgr. d'ancienne tuberculine	
11. IV. 1905	0,7	
12. IV. 1905	1,2	Réaction générale très peu accusée.
14. IV. 1905	0,85	
	IV. — *Lupus vulgaire*	
10. IV. 1905	0,55	
	Inj. de 5 mgr. d'ancienne tuberculine	
11. IV. 1905	1,1	
12. IV. 1905	1,0	Réaction générale très peu accusée.
14. IV. 1905	1,0	
	V. — *Lupus vulgaire*	
24. I. 1905	1,4	
	Inj. de 30 mgr. d'ancienne tuberculine	
25 I. 1905	1,34	Réact. générale très accusée.
26. I. 1905	2,1	1° 39, 4° C.
27. I. 1905	1,7	

Wright cherche à confirmer le diagnostic de tuberculose par un autre moyen, notamment en comparant le sérum sanguin avec le liquide provenant du foyer infecté au point de vue du pouvoir phagocytaire.

Expérience I. — Suppuration au voisinage de l'appendice. On a comparé le sang obtenu par piqûre du doigt avec le pus retiré pendant l'opération, au point de vue de leurs coefficients phagocytaires, pour établir la nature de l'infection.

	Coefficient phagocytaire	
	Avec émulsion de bacilles tuberc.	Avec émulsion de staphylocoques
Sérum du sang.	2,3	4,5
Liquide obtenu après la centrifugation du pus. .	0,1	1,9

Du fait que le pouvoir phagocytaire du sérum sanguin était 23 fois plus considérable que celui du liquide du pus, Wright conclut que, en dehors de l'infection staphylococcique, le malade était atteint de tuberculose. La faible intensité bactériotrope, dans le foyer infectieux en comparaison de celle du sérum, explique d'après Wright pourquoi les germes pathogènes, existant et se multipliant *in loco minoris resistentiæ,* ne peuvent forcer l'énorme quantité d'anticorps bactériens du sang.

Expérience II. — *Ostéomyélite du fémur*

	Index tuberculo-opsonique	Index staphylo-opsonique
Sérum	1,0	2,5
Pus	1,1	0,9

L'index opsonique normal par rapport au bacille tuberculeux, et augmenté 2 fois 1/2 par rapport aux staphylocoques, prouve que l'infection est produite par le staphylocoque et montre l'absence de processus tuberculeux. Ce qui fut d'ailleurs vérifié par la culture de staphylocoques, obtenue par ensemencement du pus.

EXPÉRIENCE III. — *Psoïtis*

	Coefficient phagocytaire	
	Emulsion de bacilles tuberculeux	Emulsion de staphylocoques
Sérum.	2,4	5,0
Pus.	1,23	1,2

La faible quantité des opsonines par rapport aux deux groupes des bactéries dans le pus, par comparaison avec le sérum, montrait l'existence d'une infection mixte tuberculeuse et staphylococcique, d'autant plus que l'index opsonique du sérum par rapport à la tuberculose oscillait entre 0,6 et 2,4. L'ensemencement du pus donna seulement du staphylocoque.

EXPÉRIENCE IV. — *Ascite et péritonite*

	Index tuberculo-opsonique	
	1er examen	2e examen
Sérum.	1,05	1
Liquide du transsudat	1,99	1

Ce résultat faisait éliminer la tuberculose et en effet à l'examen anatomo-pathologique, à l'autopsie, on trouva un cancer miliaire du péritoine.

Expérience V. — *Pleurésie*

Index
tuberculo-opsonique

Sérum   0,92

Liquide de la cavité pleurale.   1,0

Ce résultat d'après Wright fait éliminer la tuberculose.

Expérience VI. — *Péritonite tuberculeuse*

Index
tuberculo-opsonique

Sérum. . . . .   0,7 (48 h. avant = 1,4)

Liquide de la cavité péritonéale . . .   0,28

Liquide de la cavité pleurale   1,0

Le diagnostic de tuberculose fut vérifié dans ce cas *post mortem* ; la différence entre les index et les variations de l'index opsonique du sang indique que la tuberculose était ici en jeu. Tous ces faits sont d'une grande importance mais demandent à être vérifiés.

En décrivant les diverses affections tuberculeuses traitées par la tuberculine, Wright parle surtout des symptômes cliniques et passe sous silence les détails même importants se rapportant à sa propre théorie, il omet complètement les doses de tuberculine, le lieu d'infection et les résultats obtenus par le traitement au point de vue du coefficient phagocytaire. Le traitement par la tuberculine est fréquemment employé et l'application à ce mode de traitement de la théorie de Wright consisterait à choisir des doses convenables, à éviter les phases négatives à attacher plus d'importance à l'index opsonique qu'aux symptômes cliniques, etc., et cependant Wright parle surtout de la clinique.

Je cite quelques détails rapportés par Wright.

Lupus. — W. observait constamment des améliora-
tions sous l'influence de la tuberculine, il a vu une fois
seulement une guérison complète.

Ulcérations tuberculeuses. — On administrait des
doses progressivement croissantes de tuberculine, mais
Wright ne dit pas sur quoi il se guidait pour augmenter les doses. Dans une de ses observations (V) je
trouve le détail suivant : chez une malade avant le
traitement l'index opsonique égale 0,17 après six mois
de traitement I. O = 1, 8 ; à partir de cette époque il
resta constamment au-dessus de 1,0 ; la malade fut considérée comme guérie et cependant quelques années
plus tard des ulcères tuberculeux, accompagnés d'une
baisse de l'I. O. à 0,8 apparurent de nouveau au mem-
bre inférieur. Grâce aux injections de tuberculine les
ulcères disparurent et l'I. O. remonta progressivement ;
quelles étaient les doses de tuberculine et les intervalles
qui séparaient les injections. Wright ne le dit point.

Dans un autre cas l'I. O avant le traitement était de
0,67 par rapport aux bacilles tuberculeux et de 1,0 par
rapport aux staphylocoques, une amélioration notable
se produisit à la suite d'un traitement de quinze mois par
de très petites doses de tuberculine, au cours de la maladie les symptômes cliniques correspondaient toujours à
l'index opsonique, ce dernier put être maintenu à un niveau plus élevé par l'administration de doses faibles
(1/8000 de cmc. T. R.) que par l'administration de doses
fortes.

Tuberculose des organes génito-urinaires. — Les cas décrits et l'influence du traitement par la tuberculine sont rendus plus évidents, grâce au critérium fourni dans ces affections par la recherche du bacille tuberculeux dans l'urine. Dans une observation où il s'agit d'un jeune homme de 20 ans, l'examen bactérioscopique de l'urine a montré des bacilles tuberculeux en grande quantité et l'absence d'autres bactéries dans les cultures. Le malade fut traité d'abord par la tuberculine, mais comme on se servait des doses trop fortes, allant progressivement jusqu'à 1/2500 de centimètre cube T. R. les douleurs, le ténasme et la fréquence des mictions atteignirent leur maximum. Wright recommença le traitement (l'I. O. était alors de 0,32) ; en partant de la dose 1/10000 de la nouvelle tuberculine progressivement tous les dix jours jusqu'à la dose de 1/5000 sans aucune amélioration sensible, et sans changement de l'I. O. Il réduisit alors la dose jusqu'à 1/80000. Cette nouvelle dose répétée tous les dix jours donna lentement un bon résultat clinique et opsonique, mais Wright ne dit pas à quel point est monté l'I. O. Les bacilles étaient encore présents dans l'urine, mais les douleurs disparurent, les mictions se faisaient toutes les deux heures, et le malade put marcher.

Dans un autre cas de cystite et néphrite tuberculeuses (un rein ayant été déjà extirpé pour la même raison) on trouva dans l'urine des bacilles tuberculeux et des bacilles protéiques. L'I. O. = 0,75, resp. 0,35. Après une première injection de 1/8000 de centimètre cube de F. R. une amélioration se produisit et l'index monta à

1,7, mais six jours plus tard une nouvelle injection de 1/40000 T. R. provoqua une chute du pouvoir opsonique (le chiffre n'est pas indiqué par Wright) et des douleurs. Les injections suivantes de T. R. ont duré six mois : les bacilles tuberculeux disparurent complètement, ainsi que *le bacillus proteus*, grâce à une seule injection d'auto-vaccin protéique. La malade guérit et put se marier. Une fois encore la cystite récidiva mais guérit à la suite du vaccin antiprotéique.

Le troisième cas (cystite avec un nombre insignifiant de bacilles de Koch dans l'urine) est instructif car même les doses de 1/80000 de T. R. se montrèrent trop fortes, l'état de la malade s'aggravait et Wright fut obligé de réduire la quantité de tuberculine à 1/240000 de centimètre cube. Une amélioration s'ensuivit.

Dans une quatrième observation (cystite tuberculeuse) Wright observa l'action des phases négatives sous l'influence des doses rapidement croissantes et se succédant à des délais très rapprochés; il les constata grâce aux signes cliniques et à la chute de propriétés agglutinantes du sang de 1 : 128 à 1 : 2.

En général en ce qui concerne les processus tuberculeux localisés, les résultats thérapeutiques des inoculation sont d'après Wright surprenants, il considère le vaccin comme l'arme la plus puissante que possède la médecine moderne, elle doit être essayée tou'ours avant toute intervention (extirpation, etc.) Wright conseille à ses confrères d'entreprendre le rôle des immunisateurs dans tous les cas de leur pratique courante et de s'abstenir d'intervention chirurgicale dans tous les cas d'infection localisée, qui ne menace pas immédiatement la vie du malade, avant d'avoir essayé la vaccinothérapie.

Mes recherches personnelles ne me permettent pas de confirmer cette conception de Wright, que dans le cas d'infection mixte, lors de la présence simultanée de plusieurs espèces de bactéries dans un foyer infectieux, il serait possible de déterminer les agents prépondérants de l'infection au moyen de la force ou de la faiblesse du coefficient phagocytaire. Wright prétend que, lorsque dans un pus se trouvent plusieurs espèces de microorganismes, pour déterminer la prépondérance de l'une d'elles, il suffit de rechercher l'index par rapport à chacune de ces espèces, si cet index devient très fort ou très faible il faut considérer que l'espèce à laquelle il se rapporte est l'agent de la maladie. Cette conclusion est fausse, la grandeur de l'index dépend surtout du degré de virulence de l'espèce microbienne et, comme j'ai pu le constater plusieurs fois, il est impossible de comparer les index de deux espèces pathogènes, car il arrive souvent qu'au cours d'une fièvre typhoïde, compliquée d'une pneumonie (à pneumocoque) l'index opsonique à l'égard des bacilles d'Eberth varie entre 4,0 à 12,0, tandis que par rapport aux pneumocoques il est de 0,4 à 2,5, suivant qu'on a pris pour l'épreuve d'opsonisation des pneumocoques virulents ou non. Il est même fréquent de voir que le sérum des individus normaux opsonise mieux les bacilles typhique que le sérum pneumonique les pneumocoques. On peut tenir compte des oscillations subies par les différents index au cours d'une infection (ce qui n'est pas admis par tout le monde) on peut même en tirer des indications pour le pronostic, mais il n'est pas possible de comparer les index par rapport aux différentes espèces bactériennes et de conclure à la prépondérance de l'une d'elles.

Wright et les partisans de sa théorie prétendent que la recherche de l'index opsonique au cours de la tuberculose est indispensable pour le choix de doses et des intervalles de temps devant séparer les injections, ainsi que pour éviter les périodes négatives et déterminer les infections mixtes. L'utilité de l'application de vaccin tuberculeux est bien connue, à l'heure actuelle cette thérapeutique est répandue partout. Mais la question se pose de savoir si les indications fournies par la méthode de Wright sont bonnes et si la recherche de l'index assure la marche convenable du traitement. Est-il possible au cours d'une tuberculose chronique de déterminer plusieurs fois l'index phagocytaire dans des conditions absolument identiques ? et nous verrons que d'après mes expériences personnelles la grandeur de l'index ne dépend pas uniquement, comme le veut Wright, des opsonines contenues dans le sang, mais encore des leucocytes et des bactéries qui jouent dans ce phénomène un rôle de premier ordre.

La question suivante se pose : peut-on considérer les opsonines comme des corps protégeant l'organisme et qui participent à la lutte contre la tuberculose ? Les opsonines de même que les agglutinines correspondent en quelque sorte à une réaction de l'organisme vis-à-vis des agents infectieux ; mais il ne faut pas leur attribuer des propriétés immunisantes, leur quantité ou plutôt leur pouvoir opsonique, ou bactériolytique ne mesure pas le degré de l'immunité acquise. La présence des opsonines dans le sérum n'a rien de commun comme dit Kœhlisch (*Zeitschr f. Hyg.*, 1911, 58, 1er mai) avec la résistance vis-à-vis de la tuberculose ; le cobaye, qui est un animal très sensible à la tuberculose, possède un index opsonique plus fort qu'un chien ou chat, animaux presque réfractaires à la tuberculose.

Debinski est arrivé aux mêmes conclusions. Chez un malade dont l'état a été amélioré notablement par la tuberculine, l'index opsonique était monté de 0,62 à 1,20—1,30, chez un autre, dont l'état général et les lésions pulmonaires s'aggravaient continuellement et qui finit par mourir, l'index s'était accru également de 0,84 à 1, 1,20 ! Beaucoup d'auteurs (Bildner, Potter, Simon) se sont demandé si la théorie de Wright doit être admise. Comme nous l'avons vu plus haut, en suivant l'histoire des infections streptococciques et des différentes localisations de la tuberculose traitée par la tuberculine, Wright néglige lui-même des points très importants de sa théorie (éviter les phases négatives, tenir compte de l'index phagocytaire, etc.). La théorie de Wright s'avance trop loin en s'efforçant d'expliquer presque tous les phénomènes de l'immunité au moyen d'opsonines et de bactériotropines et en reléguant au deuxième plan les bactériolysines de Pfeiffer, si bien étudiées.

Les observations de phagocytose sans aucune participation d'agents opsoniques du sérum sont bien connues.

PARTIE EXPÉRIMENTALE

Les expériences relatées ci-dessous m'ont appris le rôle que jouent les leucocytes et les bactéries dans ce phénomène.

Je me suis servi dans mes expériences de trois cultures de pneumocoques : L'une d'elles (culture A) avait une virulence très atténuée par des réensemencements successifs sur milieux artificiels, durant toute une année ; l'autre (culture B) très virulente était récemment isolée de crachats pneumoniques après passage par le lapin. La troisième était de virulence moyenne, plusieurs réensemencements en milieux liquides. Dans cette série d'expériences j'employais pour la détermination du coefficient phagocytaire des leucocytes humains. Les bactéries sont d'autant plus réfractaires à la phagocytose qu'elles sont plus virulentes. Les pneumocoques réensemencés plusieurs fois perdent leur virulence et ressemblent à des saprophytes vulgaires. Le sérum mixte possède un coefficient phagocytaire plus fort que le coefficient le plus élevé de ses composants pris isolément.

Coefficient phagocytaire avec leucocytes humains

	Sérum normal 1	Sérum normal 2	Mélange de deux sérums
Pneumocoque A. .	1,72	2,18	2,76
Pneumocoque B. .	0,44	0,64	0,80
Pneumocoque C. .	1,0	0,95	1,04

Dans les expériences suivantes je me suis servi toujours des mêmes cultures (A, B, C,) de pneumocoques, mais au lieu de sérum normal, je prenais le sérum d'un pneumonique, avant la crise, et le sérum thérapeutique antipneumococcique de Römer. Pour abréger je désignerai sous le nom « homologues » les leucocytes provenant du même individu que le sérum et « hétérologues », les leucocytes appartenant à un autre individu que le sérum.

				Index phagocyt.
Sérum de pneumon. + leucoc. homol. + pneumocoques			A =	3,60
—	—	hétérol.	— A =	2,86
—	—	homol.	— B =	0,36
—	—	hétérol.	— B =	0,32
			C =	2,04

La différence sensible entre les coefficients phagocytaires suivant l'emploi des leucocytes homo et hétérologues prouve que le choix des leucocytes n'est pas indifférent et que dans les conditions de cette expérience le coefficent phagocytaire est plus élevé avec les leucocytes homologues qu'avec les hétérologues.

				Index phagocyt.
Sérum de Römer + leucoc. humains	N° 1 + pneumoc.	A =	4,98
—	—	N° 2 d'autre proven.	— A =	3,82
—	—	N° 1	— B =	0,7
—	—	N° 1	— C =	1,78

Donc le sérum spécifique antipneumococcique possède des propriétés opsoniques à un degré plus élevé que le sérum des malades correspondants ; ces expériences montrent encore le rôle de la virulence bactérienne dans la phagocytose et l'importance des leucocytes qui, dans ce phénomène, ne sont nullement des agents indifférents. D'après Neufeld, pour déterminer le titre bactériotrope, il n'est pas indispensable de calculer le nombre moyen de bactéries correspondant à un leucocyte neutrophile, mais il suffirait de déterminer la plus grande dilution du sérum permettant une phagocytose nette : mes recherches personnelles rapportées plus bas ne confirment pas cette opinion.

J'étudiais l'influence de la dilution d'un sérum pneumococcique inactivé sur la phagocytose, une première fois au moyen de l'échelle de Neufeld, une deuxième fois par un procédé analogue à celui employé pour la recherche des opsonines.

Phagocytose +

1. Sér. de Römer 1/10		inactivé + leucoc. de cobaye + pneumoc.			A +++
2.	—	1/100	—	—	A +++
3.	—	1/500	—	—	A ++
4.	—	1/1000	—	—	A +
5.	—	1/5000	—	—	A +
6.	—	1/10	—	—	B +
7.	—	1/100	—	—	B —
8.	—	1/500	—	—	B —
9.	—	1/1000	—	—	B —
10.	—	1/5000	—	—	B —
11.	—	1/10	—	—	C +++
12.	—	1/100	—	—	C +
13.	—	1/500	—	—	C —
14.	—	1/1000	—	—	C —
15.	—	1/5000	—	—	C —

La détermination de l'index opsonique en se servant des pneumocoques A-B-C, d'un mélange de leucocytes humains et du sérum de Römer a donné les résultats suivants :

En diluant le sérum inactivé à 1/10   = 1,78 pneumocoque A
—	—	1/100	= 1,04	—
—	—	1/1000	= 0,64	—
—	—	1/5000	= 0,32	—
—	—	1/10000	= 0,32	—
—	—	1/10	= 0,22	pneumocoque B
—	—	1/100	= 0,14	—
—	—	1/10	= 1,78	pneumocoque C
—	—	1/100	= 0,83	—
—	—	1/1000	= 0,46	—
—	—	1/5000	= 0,42	—
—	—	1/10000	= 0,10	—

Il n'est donc pas exact de dire que le rôle des phagocytes est exclusivement passif, et que le rôle capital revient aux opsonines contenues dans le sang ; nous voyons que le même sérum donne un index phagocytaire différent (4,98, resp. 3,82) si on change les leucocytes humains, tout en gardant les mêmes bactéries. On obtient des résultats différents suivant qu'on se sert de leucocytes humains ou animaux. La grandeur du coefficient phagocytaire *ceteris paribus* dépend donc du sérum, des bactéries et des leucocytes.

L'opinion de Neufeld, à savoir : qu'il est possible de déterminer les propriétés thérapeutiques du sérum en se fondant sur son titre bactériotrope n'est pas exacte, au

7

moins en ce qui concerne le sérum de Römer. Même à des dilutions extrêmes (1 : 10000) on peut trouver des bactéries phagocytées et la détermination même du titre est relative puisqu'elle dépend de la virulence des bactéries et du choix des leucocytes.

Nous avons varié nos expériences (leucocytes humains ou animaux, sérum frais ou conservé pendant six mois à la glacière). Avec les pneumocoques A, en employant les leucocytes humains, je constatais constamment une phagocytose évidente, quoique faible, même à une dilution de 1/10000. Avec des leucocytes animaux le titre bactériotrope était beaucoup plus faible, 1/100 à 1/10000 en moyenne. Ces faits furent vérifiés par moi dans les expériences sur les animaux.

Voulant étudier le rôle des leucocytes dans le phénomène de la phagocytose, avec une culture virulente de pneumocoque, j'ai déterminé le coefficient phagocytaire de sérum de lapin (48 heures après l'injection des crachats pneumoniques) par rapport aux pneumocoques homologues (D); je me servais dans cette expérience, soit de leucocytes homologues du même lapin, soit de leucocytes d'un cobaye, ayant reçu une injection d'aleuronate peptone, soit enfin de leucocytes humains.

	Coeffic. phagocyt.
Sérum de lapin auquel on a injecté le crachat + leucocytes + pneumocoques D	= 0,34
Sérum de lapin inactivé et dilué 1/10 + leucocytes + pneumocoques D	= 0,22

Sérum de lapin inactivé et dilué 1/100 + leucocytes
+ pneumocoques D . . . . = 0,18
Sérum de lapin non inactivé et non dilué + leucocytes de cobaye + pneumocoques D . . . . . . = 0,40
Sérum de lapin non inactivé et non dilué + leucocytes humains N° 1 + pneumocoques D . . . . . = 0,86
Sérum de lapin non inactivé et non dilué + leucocytes humains N° 2 + pneumocoques D . . . . . = 1,90

Dans mes expériences consécutives (conjointement avec mon collègue Wisniewski) j'injectais aux cobayes dans le péritoine, ou sous la peau, une faible quantité d'émulsion de gonocoques, afin d'établir si chez des animaux réfractaires aux gonocoques les opsonines se forment et au bout de combien de temps. Je ne rapporte ici qu'une partie de ces expériences. Le sang était recueilli par ponction du cœur chez les animaux vivants afin d'éviter l'action des agents étrangers, etc.

Coeffic.
phagocyt.
—

Sérum de cobaye inoculé par du gonocoque 5 jours avant l'expérience + leucocytes du même animal + gonocoques (ayant subi 3 passages) 4,68
Même chose 5 jours plus tard, gonocoque ayant subi 5 passages. . . . . 9,7 !
Sérum d'un autre cobaye le lendemain de l'inoculation d'un demi-centimètre cube d'émulsion de gonocoques dans le péritoine + leucocytes homologues + gonocoques 2 24
Même chose 7 jours plus tard. 5,02

Une ascension sensible de l'index a eu lieu probablement sous l'influence d'une meilleure absorption des endotoxines gonococciques. J'ai fait 4 expériences avec des malades atteints de blennorragie aiguë, afin d'établir si la phase négative existe réellement et quelle est sa durée. Mais il ne fut pas possible de tirer une conclusion nette de ces expériences, car, comme nous le verrons plus loin, la blennorragie aiguëe ne se prête pas aux recherches de ce genre, puisqu'elle n'est pas susceptible d'être traitée par le vaccin et le coefficient phagocytaire même de ces malades ne subit pas de variations notables ni au cours de l'affection, ni sous l'influence de la vaccination.

Coeffic.
phagocyt.
—

Sérum A. S. avant le traitement (gonorrhée aiguëe) + leucocytes homologues + gonocoques provenant du même malade. 3,66

Même sérum + mélange des leucocytes provenant de plusieurs individus normaux + gonocoques hétér. ayant subi de nombreux réensemencements. . . . 3,96

La différence entre les deux déterminations ne dépasse pas les limites d'une erreur de technique. Le coefficient phagocytaire de ce malade n'était presque pas changé, après 7 = 3,76 et 14 jours = 4,16. Le sérum d'un autre malade K. Z. fut examiné deux fois; avant la vaccination Iph. = 3,94 après la 5 *sine effectu* 3,66. Chez deux autres malades (blennorragie subaiguë), l'index phagocytaire = 5,88 resp 1,76 : chez l'un après quatre jours = 1,94. On se servait d'un mélange de leucocytes

et de gonocoques hétérologues. Le coefficient phagocytaire est influencé par la parenté entre les bactéries,
je le constatais sur le bactérium coli com. bacille de la
dysenterie, les bacilles : typhique et paratyphique.

	Coeffic. phagocyt.
Sérum d'individu normal + leucocytes homologues N° 1 + bact. coli com. (culture N° 512).	16,12 !
Sérum normal d'un autre individu + leuc. homologues N° 2 + bac. coli com. N° 512	11,94 !
Sérum d'un troisième individu normal + leucocytes du même individu N° 3 + bac. coli com. N° 512 . . .	11,98 !
Sérum d'un quatrième individu normal + leucocytes du même individu N° 4 bac. coli com. (N° 11). . . .	14,16

Les trois cultures du colibacille (N°ˢ 512, 11 et 905)
subirent une phagocytose élevée, malgré que l'on tînt
compte surtout des amas à l'intérieur des polynucléaires
en négligeant les bactéries situées en dehors des leucocytes.

	Coeffic. phagocyt.
Sérum d'un cinquième individu normal + leucocytes du même individu N° 5 bac. coli com. N° 905. . .	18,98 !
Sérum d'un typhique dans la deuxième semaine de maladie + leucocytes hétérologues N° 1 bac. coli com. N° 512	0,3
Sérum agglutin. le bacille typhique (de Dresde) + leuco-cytes N° 1 + bac. coli com. N° 512	0,68
Sérum d'un typhique (2ᵉ semaine) + leucocytes hétérol. N° 4 + bac. coli com. N° 11	1,38

Sérum agglutinant le bacille typhique (de Dresde) + leucocytes N° 5 + bac. coli com. N° 905	4,48
Sérum agglutinant le bacille paratyphique B 1 + leucocytes N° 1 + bac. coli com. N° 512	0,18
Sérum thérapeutique (type Shiga-Kruse) + leucocytes N° 2 + bac. coli com. (N° 512).	0,46
Sérum agglutinant le bac. paratyph. B + leucoc. N° 2 + bac. coli com. (N° 512)	0,56
Sérum thérapeutique (Shiga-Kruse) + leucoc. N° 2 + bac. col. com. (N° 11).	0,78
Sérum agglutinant bacille paratyph. B + leucoc. N° 4 + bac. coli com. (N° 11)	1,38
Sérum thérap. dysentérique (Shiga-Kruse) + leucoc. N° 2 + bac. coli com. (N° 11).	1,12
Même sérum + leucoc. N° 5 + bac. coli com. N° 905.	3,44

J'ai obtenu le maximum de phagocytose en employant des sérums ordinaires d'individus normaux bien portants et lorsque le sérum et les leucocytes provenaient d'un même individu. En janvier 1912 je fis une série d'expériences portant sur les sérums streptococciques polyvalents ; le titre bactériotrope des sérums de provenances diverses fut le suivant. J'employais des leucocytes humains et une émulsion de streptocoques isolés du pus et réensemencés plusieurs fois.

	Sérum polyvalent de l'Inst. Pasteur	Sérum thérapeutique Palmirski	Sérum de Tavel (provenant de Dresde)
Non dilué et non activé.	+++	+++	+++
Inactivé dilué 1/10 . .	+++	+++	++
— 1/100. . . .	+++	+++	++
— 1/500. . . .	++	+++	++
— 1/1000 . . .	+	+++	+
— 1/5000 . . .	±	±	+

Contrôle 1) sér. normal de cheval inact. dilué au 1/10 phagoc.

2)   —   —   1/20   —

3)   —   —   1/50   —

Se basant sur ces expériences il n'est évidemment pas possible de parler de la supériorité de l'un des trois sérums employés ; au contraire il faut penser que cette méthode comparative ne peut donner aucune indication à ce sujet, malgré que la phagocytose sous l'influence du sérum Palmirski fut plus accentuée.

Les expériences suivantes prouvent la spécificité des opsonines.

1° Sérum antistreptococcique Palmirski + leucocytes humains + bactéridies charbonneuses.

Sérum inactivé dilué au 1/10. Pas de phagocytose

—	—	1/100	—
—	—	1/500	—
—	—	1/1000	—

2° Sérum antistreptococcique de l'Institut Pasteur leucocytes humains + gonocoques.

Sérum inactivé dilué au 1/10. Pas de phagocytose

—	—	1/100	—
—	—	1/500	—
—	—	1/1000	—
—	—	1/5000	—

3° Sérum aglutinant les méningocoques (de Dresde) + leucocytes humains + staphylocoques dorés.

Sérum inactivé dilué 1/10. Pas de phagocytose

—	—	1/100	—
—	—	1/500	—
—	—	1/1000	—
—	—	1/5000	—

4° Sérum antistreptococcique Palmirski + leucocytes humains + gonocoques.

Sérum inactivé dilué au 1/10. Pas de phagocytose

—	—	1/100	—
—	—	1/500	—
—	—	1/1000	—
—	—	1/5000	—

5° Même sérum + leucocytes humains + diplobac. Morax Axenfeld.

Sérum non dilué inactivé. Pas de phagocytose
— inactivé dilué 1/10. Absence de phagocytose

—	—	1/100	—
—	—	1/500	—
—	—	1/1000	—

La spécificité des opsonines n'est pas mise en défaut, mais bien plutôt confirmée par ce fait que certains microbes appartenant à une même famille sont opsonisés par le sérum spécifique d'un autre germe de cette famille. J'ai pu ainsi obtenir l'opsonisation de gonocoques par du sérum antiméningococcique. Mes autres expériences se rapportent à la détermination des doses de vaccins préparés de diverses façons.

Pour comparer, par exemple, l'activité du vaccin cholérique préparé par la méthode de Kolle, avec le vaccin de Wright j'ai déterminé dans le premier le nombre de bactéries d'après l'échelle de Wright ; il résulte que :

1° Le vaccin anticholérique préventif de Kolle contient 4 fois et demie plus de bactéries (4.500 millions) que ne le préconise Wright.

2° Le vaccin préparé d'après la méthode de Wright (1.000 millions) injecté sous la peau, chez les animaux ne produit aucune réaction.

3° Le vaccin gonococcique doit avoir un titre 10 à 20 fois plus grand, c'est-à-dire égal à 100 millions de bactéries pour provoquer une réaction locale visible. Mon confrère Nehring se servait fréquemment dans un but thérapeutique de vaccin au titre de 50 millions; il considère le titre de 5 à 10 millions comme trop faible.

4° J'ai injecté à 2 lapins un vaccin staphylococcique polyvalent préparé avec plusieurs cultures de staphylocoque doré, récemment isolées de l'organisme, le titre d'après le procédé de Wright était de 500 millions.

1° Lapin pesant 1820 grammes, température 38°8, sous la peau 3 centimètres cubes.

Température après 24 heures. . .   38,3. Sans réact. totale
—   48 heures. . 38,7   —
—   72 heures. . 38,8   —

2° Au deuxième lapin, pesant 2.100 grammes, injection intraveineuse de 2 centimètres cubes du même vaccin.

Température avant l'injection 38,6
—   24 heures après 38,1
—   48 heures après 38,3
—   72 heures après 38,7

3° A un lapin, dont le poids égale 2.130 grammes, j'ai injecté sous la peau le vaccin staphylococcique concentré, dont le titre est d'après Wright de. 4.500 millions

Température avant l'injection . . . . . . : 38,9
—   24 heures après 39,5
—   48 heures après 39,1
—   72 heures après 38
—   96 heures après 38,5

J'ai obtenu des résultats presque identiques en répétant cette expérience sur d'autres lapins. En m'appuyant sur ces constatations, ainsi que sur les résultats obtenus par des injections de tuberculine à des cobayes tuberculeux (expérience faite avec M. Szpiro) je puis dire que les doses plus grandes de vaccin produisent une chute considérable de température, précédée d'une ascension insignifiante; les quantités faibles, une baisse immédiate sans aucune ascension. Les procédés de dosage et de numération de microbes du vaccin par mélange avec du sang et recherche comparative sur préparations colorées des globules et des microbes manquent de précision. En particulier malgré les divers procédés de fixation et de préparation une partie des bactéries est emportée par le lavage ; d'après une longue série d'expériences faites dans mon laboratoire par M. Szpiro, la différence, en faisant le calcul d'une même émulsion bactérienne sur plusieurs préparations peut s'élever de 10 à 25°/₀.

On ne comprend pas pourquoi Wright recommande les doses de cinq millions pour le goconoque, de 1.000 millions pour le bacille d'Eberth, c'est-à-dire 200 fois davantage ; pourquoi pour la tuberculine, il conseille des doses très petites, homéopathiques, plus considérables pour le gonocoque, très fortes pour le staphylocoque. Chacun sait qu'une même quantité de vaccin peut produire des réactions très inégales chez des sujets différents. Je crois donc qu'il n'est pas permis de dire qu'on doit administrer un premier vaccin gonococcique, dosé à cinq millions de microbes, un second à dix millions, un vaccin staphylococcique dosé à cent et un vaccin typhique à mille. Ce mode de prescription des doses est sans fondement. J'ai remarqué plusieurs fois une réaction locale et générale très forte après l'injection de 0,5 centimètre cube du même vaccin gonococcique, dosé à 50 millions chez tel sujet et une absence de toute réaction après l'injection de 3 centimètres cubes du même vaccin chez tel autre malade. Wright lui-même faisait souvent usage dans sa pratique de doses toutes différentes de celles qu'il prescrit théoriquement Aussi la phrase de Strubell dans une récente monographie intitulée « Zur Klinik der Opsonine » est-elle remarquable.

« La plus grande difficulté, en dehors de la technique, c'est la question du dosage, l'un des collaborateurs du laboratoire de Wright m'a dit en plaisantant : « C'est le seul fait que le professeur Wright ne comprend pas bien !... »

La recherche du coefficient phagocytaire, n'étant pas appliquée en pratique, les cliniciens font usage de doses tout à fait arbitraires et se guident uniquement sur la réaction de l'organisme et sur les signes cliniques. Les doses indiquées par Wright comme normales pour le vaccin gonococcique, sont certainement trop faibles. La dose de 5 à 10 millions est beaucoup (10 fois) moins opaque que le N° 1 des néphalomètres et ne donne en pratique aucun résultat. Mais on ne saurait donner une dose schématique et il serait désirable de la faire varier, suivant les sujets, en commençant chez les adultes par 1/2 centimètre cube contenant 25 millions et en l'augmentant progressivement.

Les doses de streptocoques sont également trop petites, ne donnant aucune réaction et aucun résultat, elles doivent être 5 à 10 fois plus fortes. Une deuxième injection doit être pratiquée (comp. avec M. Ficker, Méth d'akt. Imm. etc., dans le *Traité de Kolle Wasser :* II, édit. 10, 1912, p. 4) quand tous les signes locaux et généraux de la réaction sont disparus, ce qui est de règle après huit jours, la quantité d'antigène est alors doublée, on surveille les symptômes et, s'il est nécessaire, huit jours après on augmente de nouveau la dose.

Dans l'état actuel de la science les méthodes de dosages des vaccins destinés à produire l'immunisation active, sont beaucoup plus certaines (v. Kolle-Die Grundlage der Lehre von der erworbenen Immunitæt. *Kolle-Wasserm*. 2, édition, I, p, 917). Plus la dose de vaccin est considérable, plus en général, la réaction de l'organisme est intense, ainsi que le degré de l'immunité acquise qui y est lié. Dans la vaccination variolique l'introduction d'une quantité minime de vaccin produit une réaction locale et une immunité égales à celles provoquée par des inoculations multiples, c'est-à-dire une quantité plus grande de vaccin. L'affaiblissement préalable des germes n'influe guère sur l'effet définitif, l'immunité durable qui apparaît au même degré que sous l'action d'agents très virulents. La durée de l'immunité est la même après une forme atténuée, ambulatoire, qu'après une réaction grave.

Le lieu et le mode d'introduction des antigènes ont une importance plus grande. On sait que l'inoculation sous-cutanée du tétanos ne protège pas le lapin contre une infection du système nerveux (Roux et Borrel.) La vaccination anticharbonneuse protège les lapins contre l'infection cutanée mais est sans action dans les infections par les voies digestives (Koch).

C'est le grand mérite de Wright d'avoir popularisé les vaccins thérapeutiques, il faut le reconnaître, même si on n'admet pas l'importance des opsonines dans la production de l'immunité et les théories de Wright sur les doses et les phases négatives. Ce n'est pas l'index opsonique qui doit nous guider, mais l'expérimentation sur les animaux et la clinique, comme avant l'apparition de la théorie de Wright.

Le procédé de détermination des doses, que j'ai appliqué pendant l'épidémie de choléra dans le midi de la Russie et dont je me sers actuellement en prescrivant le vaccin anticholérique est le suivant. Une émulsion de bactéries cultivées en matras sur gélose de Martin est inactivée à 56° pendant une heure mais non filtrée, elle est autolysée ensuite pendant vingt-quatre heures et injectée à 6 cobayes en quantités croissantes de 1/4, 1/2 3/4, 1 1/2, 2 centimètres cubes, je considère comme convenable pour la première inoculation chez l'homme la quantité d'émulsion qui provoque chez le cobaye un faible œdème local sans symptômes généraux. Si cette dose est de 0,75 centimètre cube je la complète à 1 centimètre par addition de solution physiologique. Si elle est supérieure à 1 je considère l'émulsion comme trop faible. On obtient des résultats approximativement semblables en prenant une œse de culture (= 2 mg.) pour la première et 3 œses (= 6 mg.) pour la deuxième vaccination, il faut avoir soin de choisir des cultures virulentes et de plusieurs provenances.

Un autre procédé de dosage des vaccins est la méthode des pesées. Elle peut être appliquée aux cultures (Gosio), ainsi qu'aux masses bactériennes desséchées (méthode de Lustig-Galeotti) vaccin antipesteux, etc.

Ces deux procédés sont beaucoup plus précis que la méthode de Wright.

Wright consacra une partie de son ouvrage *Studien of Immunisation* à combattre l'immunisation passive pour exalter le prestige de la vaccinothérapie. Et, cependant, la théorie, ainsi que la pratique, permettent de distinguer les formes relevant de la sérothérapie de celles où l'immunisation active est indiquée. La première de ces thérapeutiques ne peut être remplacée par la deuxième et inversement. Dans certains cas seulement on a recours à la sérovaccination, immunisation combinée activo-passive ou méthode simultanée. Son application principale est du domaine de la médecine vétérinaire (choléra, rouget du porc, charbon, variole, peste bovine), elle est beaucoup moins employée en médecine (vaccins antipesteux, vaccin de Sobernheim dans le charbon, vaccin de Gosio).

Strubell, un des plus chauds partisans de Wright, n'a pu cependant résoudre les nombreuses difficultés inhérentes à la doctrine de son maître.

Il a fait beaucoup d'expériences sur la tuberculose et sur la vaccinothérapie staphylococcique. Parmi ses nombreuses conclusions il faut noter celle-ci : que les petites doses de tuberculine doivent être préférées aux grandes, mais de nombreux cliniciens étaient arrivés à la même conclusion sans recourir à l'index. L'enthousiasme de Strubell s'exprime bien dans cette phrase : « Il faut se rappeler toujours, que la vaccinothérapie de Wright soit la seule, qui étant dosable scientifique-

ment promet l'espoir et la guérison dans ces cas déso-
lés, etc. »

Des faits, établis par des travaux récents, il résulte
qu'on ne peut pas nier l'existence de la phase négative considérée au point de vue de l'index phagocytaire,
mais il est douteux que cette phase opsoniquement négative puisse produire une augmentation de la résistance
individuelle. Nous savons bien que la vaccination pendant la période incubatrice des maladies infectieuses,
n'accroît pas la mortalité ; et les vaccinations préven-
tives massives au cours d'épidémies ne mettent point
les vaccinés en état de moindre résistance.

Dans le sang des individus vaccinés par des antigènes bactériens, la plupart des auteurs sont d'accord,
pour constater une baisse momentanée des opsonines
et des bactériotropines (période négative), suivie de
leur accroissement (période positive).

Mais cette chute des opsonines doit-elle entraîner
également une diminution des bactériolisines, des antitoxines et des agglutinines, en même temps qu'une
augmentation de la sensibilité de l'organisme vis-à-vis
des agents infectieux ? Voilà ce qu'expérimentalement
il n'est pas possible de mettre en évidence, comme
l'ont montré d'ailleurs les travaux publiés au cours de
l'année dernière.

Aussi des auteurs compétents : Pfeiffer, Friedberger
et Kolle dans la pratique de vaccin n'attachent pas
grande importance à la phase négative.

Ce dernier dit : « La pratique de l'immunisation active nous a montré que la phase négative n'apparaît

pas dans ce sens que la résistance des sujets serait diminuée après l'injection du vaccin. »

Puisque nous attachons si peu d'importance au coefficient phagocytaire et à la phase négative, au point de nous guider, bien plus sur les signes cliniques, que sur eux, pour apprécier les doses et les intervalles des injections, on peut se demander quelle différence existe entre les vaccins de Wright et ceux de Haffkine, Kolle et autres.

La principale est qu'avant Wright les vaccins étaient appliqués surtout dans un but préventif. Cependant la vaccinothérapie existait également (tuberculine, vaccin antityphique) et en médecine vétérinaire son emploi était très fréquent dans différentes infections. Néanmoins la théorie de Wright a eu une heureuse influence, elle a élargi les cadres de la vaccinothérapie, elle a donné une impulsion nouvelle aux idées et aux recherches, elle a introduit dans la science des agents nouveaux, elle a éclairé beaucoup de phénomènes du domaine de la phagocytose et de la physiologie de l'immunisation. Actuellement son but est atteint, quoique de la théorie elle-même, il ne resta plus que des débris. Quiconque a eu l'occasion d'observer les résultats surprenants, obtenus par l'application de vaccins thérapeutiques ou prophylactiques, doit estimer à sa valeur une telle méthode, quelle que soit la faiblesse des arguments scientifiques qui l'étagent.

BIBLIOGRAPHIE

J'ai mis à contribution en dehors des travaux meu-
tionnés dans le texte, les articles publiés dans les pé-
riodiques ci-dessous :

LEVADITITI et INMANN. — (*C. R. de la Société de Biologie*, LXII,
p. 817.)

HEKTOEN. — Opsonins and other antibodies (*Pacific M. J. San
Franc.*, 1909, LII, p. 29).

BOEHME. — Klinische Unters. über Opsonine (*Verhand. de
Kong. f. innere. Med. Wiesb.*, 1909, p. 506).

BUSSE. — Opson unters. bei Mutter und Kind (*Gynæk. Rund.
Berlin u. Wien*, 1909, III, p. 767).

CHYOSA. — Ueber die Verschiedenheit der Normalopson (*Arch.
f. Hyg. Munchen u. Berlin*, 1910, LXXII, p. 196).

EGGERS. — On the effect of react. and of cert. salts on normal opsonins (*J. Infect Dis Chicago*, 1909, VI, p. 662).

FORNET. — Die Bedeut. und das Wesen der Opson. (*Centr. f.
Bakt. Jena*, 1909, XLIV, 2029).

MUTERMILCH. — Sur la nature des Opsonines (*Comptes rendus
de la Société de Biologie*, Paris, 1909, LXVII, p. 664).

REITER. — Zum Bau der Opson. (*Berl. Klinisch. Wochen.*,
1909, XLVI, 1768).

SCHMIDT. — Klinische Beitr. z. Wrights Lehre v. den Opson.
(*Mit. a .d. Grenz. d. Med. u. Chirurg. Jena*, 1909, XXI,
p. 67-84).

Achard. — Les Opsonines (*Journal Médical Français*, 1910, IV, p. 427).

Achard et Foix. — Opsonisation des globules rouges par les sérums hémol. (*Comptes rend. de la Société de Biologie*, 1912, LXXII, 18-20).

Burgers et Messerer. — Ueber d. Bau der Ops. Bakteriotr. und Aggl (*Zeit. f. Immun. forst u. exper. Ther.* Jena, 1911, XI, p. 528).

Michaelis. — Die Lehre v. den Ops. in ihre Bedeut. f. Praxis (*Verh. d. Gesel. dent. Natur. u. Aerzt. Kœnigsb.* Leipzig, 1911, LXXXII, p. 194).

Loehlein. — (*Ann. de l'Inst. Pasteur*, 1906, p. 139.)

René Gaultier. — Opsonines et thérapeutique opsonisante.

Von Gruber. — Uber Opsonine (*Centr. f. Bakt.* Jena, 1909, XLIV, 2-14).

Rouzoni G. — Sulte applicaz. pratiche della opsonine (*Milano*, 1909, II, p. 66).

Ainsi que les monographies et ouvrages généraux suivants :

Kraus u. Levaditi. — Hand. d. Immunitsforsehung, 1907-1909.

Laurent. — Das Wirulenzproblem d. path. Bakt., 1910.

Verdun. — Précis de Parasit. humaine, 1909.

Haffkine. — Protect. Inoculation Again. Choléra, 1913.

Metchnikoff Sacquépée. — Médicaments microbiens, 1912.

Hamburger. — Untersuchung. ü. Phag., 1913.

Dopter et Sacquépée. — Bactériologie, 1914.

Allen. — Die Wakzintherapie, 1914.

Klimmer, Wolff, Eisner. — Handb. d. Serumther, 1911.

Serkowski. — Wakcynoterapia, 1913.

Spat. — Tygodnik Lekarski, 1911.

MAYENNE, IMPRIMERIE CHARLES COLIN